# RAJEUNIR JUSQU'À 100 ANS

**44, rue du Cherche Midi – 75006 Paris**
**Tél. 01 42 22 72 90 – Fax : 01 42 22 65 62**

**Imprimé en France**

**I.S.B.N. 2-85922-158-1**

Jean-Claude Secondé

# RAJEUNIR JUSQU'À 100 ANS

DELVILLE
santé

## Préface

Notre monde change et nos regards et nos exigences se précisent dans le temps où le développement des techniques de santé, de communication et de mieux-être évoluent au sein de nos sociétés.

Ainsi, si l'on mourait le plus souvent aux abords de la quarantaine à la Renaissance, des années se sont ajoutées progressivement, au fil du temps, à l'être humain.

Nous sommes au XXIe siècle, et la date fatale – que nul ne connaît – mais qui marque la fin de notre voyage, s'éloigne en moyenne chaque jour un peu plus.

Devenir centenaire n'est plus une vague possibilité, ni une exception.

Cela devient du domaine du possible.

Mais encore faut-il, comme l'écrit Alexis Carrel, “ ajouter de la vie aux années et non pas des années à la vie ”.

C'est ici que se pose alors la question du “ Comment faire, et que faire ? ”.

Quel comportement faut-il adopter et quelles règles faut-il suivre ?

Et l'on constate que, paradoxalement, alors que la technicité et les possibilités physiques du monde extérieur se développent et nous offrent de plus en plus d'éléments pour atteindre un certain développement, l'être humain semble se perdre au milieu de tout cet ensemble, devenu soudain trop riche !

Où aller, vers quelle direction se porter et comment atteindre ce bonheur et cette santé dont on parle de plus en plus ... ?

L'homme perd ses racines et parfois son bon sens et son savoir ancestral.

C'est pourquoi un guide s'avère alors nécessaire et indispensable pour l'accompagner dans son cheminement.

Ainsi, l'ouvrage extrêmement documenté de Jean-Claude Secondé apparaît comme le fil conducteur dont nous avons besoin pour nous guider dans le labyrinthe des âges.

Jean-Claude Secondé, dans son désir d'aider et dans sa démarche de praticien de santé a parcouru de nombreux savoirs.

Il en a fait une synthèse qu'il nous présente et nous livre dans les pages qui suivent les moyens d'aborder de la meilleure manière, cette phase inévitable de notre vie où nous nous trouvons face à nous-même et où nous récoltons ce que nous avons semé.

Chacun y trouvera – patients et thérapeutes – le chemin qui lui convient et les éléments de réflexion utiles à sa santé.

Certes, il est normal de vieillir, mais la vieillesse n'est pas une maladie !

Ainsi, grâce à ces conseils, vivre 100 ans... et plus... c'est possible... les petites misères en moins !

*Docteur Roger Halfon*

## Dédicace

Je dédie ce livre à la Dame Blanche de Saint Palais (Charente Maritime) âgée seulement de 101 ans fin 2003.

A ce jour, elle ne consomme toujours pas de médicaments car elle ne présente aucune pathologie le justifiant. Pas de cholestérol, pas de triglycérides, pas de glucose, excellent électrocardiogramme.

Son audition longtemps défectueuse s'est soudainement améliorée après les grandes chaleurs d'août 2003 que Blanche a parfaitement supportées. Il suffit de lui parler légèrement plus fort qu'à une autre personne.

A chaque repas, elle exige son verre de vin rouge et proteste vivement si on ne lui apporte pas.

Il lui arrive de ne pas se sentir bien et de peu manger. Elle exige alors une ou deux coupes de champagne par jour, car elle affirme que ce vin, de son pays d'origine, lui redonne des forces.

Adepte depuis toujours des médecines naturelles, elle continue de consommer des tisanes, des oligo-éléments, et de l'homéopathie.

Ses journées sont très occupées par des prières qu'elle récite, assise dans un confortable fauteuil près de son lit. Blanche prie pour les dirigeants du monde, les victimes de toutes sortes et les malades autour d'elle.

Son sourire permanent et sa bonne humeur sont une leçon pour tous ceux qui perdent courage.

La vie ne lui a épargné ni peines, ni souffrances.

Entourée de ses enfants, petits-enfants et arrière-petits-enfants, avec quelques amis qui l'adorent, elle est chaque jour prête à quitter notre monde.

Blanche est un extraordinaire exemple pour tous.

Je lui dédie ce livre en l'assurant de mes sentiments les plus affectueux, et je lui témoigne toute mon admiration pour avoir su dépasser 101 ans avec autant d'allégresse et de dignité.

Jean-Claude Secondé.

# INTRODUCTION

*Il n'y a que deux façons de vivre votre vie.*
*La première, c'est de la vivre comme si rien n'était miraculeux, la deuxième c'est de la vivre comme si tout était miraculeux !*

***Albert Einstein***

**Pourquoi ce livre ?**

Depuis près de 40 ans, je me passionne pour tout ce qui touche la santé, la médecine, la maladie et ses causes, ainsi que le vieillissement et son cortège de conséquences.

J'ai lu des milliers d'articles et d'ouvrages grand public et professionnels sur la santé.

Depuis 1990, je constate que de plus en plus de publications abordent la maladie, le retour à la santé, ainsi que le traitement des petits et grands maux par le biais de l'alimentation.

C'est en 1966 que j'ai entendu, pour la première fois, des médecins s'exprimer publiquement sur ces pratiques, à la tribune d'un congrès de médecine naturelle, organisé pas l'association " Vie et Action " et son Président le Dr André Passebecq.

A l'époque, ces médecins et autres naturopathes hygiénistes n'étaient pas pris au sérieux.

Aujourd'hui, des sommités de la médecine et de la nutrition " diffusent " leurs observations et leurs conseils sur tous les supports médiatiques. Tant mieux pour la santé de tous.

Merci à eux.

Ce livre est la synthèse de milliers d'informations que je possède. Certaines recettes sont directement issues d'ouvrages scientifiques, d'autres plus populaires et empiriques se transmettent de familles en familles. Je suis allé à la recherche d'informations dans certaines bibliothèques étrangères. Je cite l'origine de mes sources dès que celles-ci donnent lieu à publications ou communications officielles.

Ce livre n'est pas un ouvrage pour remplacer ce qui est irremplaçable : le médecin ou le pharmacien. Ce n'est pas non plus un livre thérapeutique à ordonnances polycopiées.

Vous y trouverez des conseils de santé, ainsi que des règles d'hygiène de vie.

Il vous accompagnera pour vous aider à mieux vivre. Beaucoup de médecins y découvriront des plantes ou produits oubliés, mais complémentaires à leurs prescriptions médicales habituelles.

Les preuves scientifiques ne sont pas systématiquement apportées pour prouver " comment ça marche ".

L'absence de preuves n'est, c'est l'évidence, pas l'absence d'efficacité !

Au lecteur d'appliquer les conseils après en avoir parlé à son médecin, au pharmacien ou au thérapeute de son choix.

Jean-Claude Secondé

# Chapitre I

## VIEUX, MAIS DANS QUEL ÉTAT ?

*Il faut toujours s'appuyer sur les principes... jusqu'à ce qu'ils cèdent.*

Oscar Wilde

*Peu de gens savent être vieux.*

De La Rochefoucauld – (Maximes)

Les médecins l'affirment : nous vivrons de plus en plus vieux. Mais ils ne peuvent pas préciser dans quel état !

Ne risquons-nous pas de mourir avant de vieillir ?

Les décès prématurés sont souvent liés à des comportements irresponsables tels le tabagisme, l'alcoolisme, la conduite dangereuse, le suicide et les comportements sexuels irresponsables.

Les statistiques sont précises et formelles : elles nous disent de quoi nous risquons de mourir avant 65 ans. Mais rien n'est fait pour éviter ces risques.

Juridiquement n'y-a-t-il pas " non assistance à personnes en danger " ?

Des solutions existent.

Elles ne sont pas collectives mais individuelles. Il faut donc les connaître.

Nous allons vous les présenter.

Vieillir commence vers 25 ans. Apparaissent, dès cet âge, de petites ridules, avec le premier cheveu blanc. Bien caché dans une épaisse chevelure pour ne pas inquiéter...

La résistance aux nuits trop courtes faiblit.

Le docteur de Jaeger précise que le vieillissement se caractérise par une augmentation des maladies.

Mais avoir 25 ans il y a dix siècles n'a rien de comparable avec avoir 25 ans en 2004 ou 2010 !

Les statistiques et la médecine nous promettent une possibilité de vivre jusqu'à 120 ans en moyenne. Il est donc indispensable de vieillir en pleine forme dès maintenant, quel que soit notre âge actuel.

Vieillir n'est pas plus une maladie que d'être patraque.

Avec quelques précautions de base nous ne serons plus patraques et subirons moins l'avancée de nos années.

Il n'existe pas actuellement de médecines " anti-vieillissement ". Les médecins spécialistes des personnes âgées se nomment " gérontologues ". Ils traitent de problèmes de santé des plus âgés d'entre nous. Ils n'ont pas pour vocation de ralentir, ou de prévenir – si cela est possible – le vieillissement. Ils constatent l'état désastreux de leurs très vieux patients et " s'arrangent " comme ils peuvent avec cet état pour les faire vivre le mieux possible !

Pourquoi ne pas créer une médecine " préventive " pour bien portants ?

La réponse se trouve peut-être dans la réponse faite au cours d'une " Journée de la longévité " en 2003 où un brillant avocat, intelligent de surcroît, disait avec humour :

*"...pourquoi, par la préventive, tuer la poule aux œufs d'or ? "*

J'aime beaucoup les avocats car ce sont eux aussi des praticiens, qui soignent beaucoup leurs " mots ". Celui-là, au cours du même congrès, a mis en évidence le vocabulaire médical qui est un vocabulaire guerrier et militaire.

J'ai relevé quelques expressions médico-guerrières que je vous livre. A vous d'en trouver d'autres et de me les envoyer pour enrichir les éditions suivantes.

" Eradiquer " le mal,

" Anéantir " les virus,

" Frappé " par la maladie,

" Vaincre " la maladie,

" Suivre un protocole ",

" Combattre " les troubles de la ménopause,

" Bombarder " de rayons (!),

" Piéger " les virus ou les métastases.

Mais les militaires pratiquent inversement en employant un vocabulaire médical.

Ils pratiquent des " frappes chirurgicales ", ils veulent " éradiquer " les poches de résistances.

Je suis étonné de ce rapprochement de langage entre ces deux professions, apparemment si opposées.

Les uns apprennent à détruire et à tuer. Les autres apprennent, à soigner, à réparer et à prolonger la vie.

Nous acceptons de vieillir, oui mais en pleine forme et pour longtemps. Pour y parvenir, il nous faut commencer tôt.

Tout de suite.

L'alimentation, est la base d'une vie longue et heureuse.

Voici une courte liste d'aliments qui protégeront votre santé.

Ces indications ne sont pas destinées à diagnostiquer, traiter, soigner ou éviter les maladies, mais à les prévenir.

L'*abricot*, *le brocoli*, *la citrouille*, pour **le bêta carotène** qui protégera peau, intestin, et prostate.

*La banane* pour **le potassium** contre les crampes.

*Le céleri* et ses composés **acétyléniques** dont il est prouvé qu'ils empêchent la croissance des cellules tumorales.

*Les courges* et leurs graines contre les troubles pulmonaires, les vers intestinaux, et l'adénome simple de la prostate. Les fibres de la courge seront également utiles pour les intestins.

Le *gingembre* contre les nausées et les troubles de l'estomac.

Si vous êtes souffrant, vous avez à votre disposition de nombreux aliments pour vous aider. Vous pouvez, en accord avec votre médecin, les accompagner avec d'autres médicaments. Votre guérison s'en trouvera considérablement améliorée.

Je vous indique trois troubles courants que vous pourrez régler rapidement avec des aliments appropriés :

**Brûlure d'estomac** : éviter la menthe et les graisses. Privilégier le gingembre.

**Cholestérol** : pas de gras mais des fibres, de l'ail et du poisson.

**Insomnie** : mangez équilibré le soir. Pensez aux céréales, au lait, à la banane, sans oublier deux pommes de terre qui ne font pas grossir mais apportent des sucres lents à votre cerveau. Évitez le chocolat à partir de 12 heures car ses effets-retard gâcheront votre nuit.

Le magazine Arko Santé[1] dans son numéro 37 du printemps 2003 consacrait un article au vieillissement sous le

1. Alpen Editions. Principauté de Monaco.Tel. +377 977 762 10

titre : “ 9 gestes qui font vieillir moins vite ”.

Ses conseils sont les suivants :

**1- Epargnez votre insuline** – Evitez les aliments “ blancs ” et raffinés. Les confiseries, les sodas, les viennoiseries, font grimper la glycémie et l'insuline, abîment le pancréas, et vous font cuire à petit feu.

**2- Protégez-vous de la rouille intérieure**. Ne mangez que si vous avez faim, et cessez de manger avant d'arriver à satiété.

**3- Tournez 7 fois autour de votre pâté de maison** Dépensez-vous, marchez, si vous êtes en ville, descendez une station avant votre arrêt habituel, et terminez à pieds.

**4- Ouvrez votre frigo au soja**. Anti-oxydant, riche en hormones végétales, il préserve seins et prostate. C'est un ennemi du cholestérol.

**5- Prenez chaque jour un complément** de vitamines et minéraux. (Vous en trouverez dans toutes les pharmacies)

**6- Offrez à votre visage 15 minutes de soleil par jour.** Supplémentez-vous en vitamine D3.

**7- Buvez 3 à 4 tasses de thé vert,** de tisanes ou de plantes. Faites le plein de polyphénols anti-oxydants qui protègent la peau et découragent le cancer.

**8- Souriez aux autres**. Plus vous voyez de monde, moins vous êtes vulnérables au stress.

**9- Dites non aux rides**. Appliquez sur votre peau des produits riches en anti-oxydants et acides de fruits.

# Chapitre II

## LE FAST-FOOD ET VOTRE SANTÉ

Il nous est tous arrivé, une fois au moins dans notre vie, d'entrer dans une boutique de restauration rapide, moins pour nous nourrir que pour nous remplir rapidement l'estomac.

Des frites, un coca, un hamburger et un beignet aux pommes. Ce menu n'a pas pour seule conséquence de nous faire grossir (ce serait un moindre mal !) mais ses matières grasses et ses sucres (glucides), favorisent une importante production de radicaux libres dans le sang et exposent notre organisme à une inflammation chronique.

Un menu de 900 calories a été " offert " à un groupe de volontaires par des chercheurs de l'Université de Buffalo (pommes de terre + 2 muffins anglais aux œufs). Des prélèvements sanguins montrent une explosion du taux de radicaux libres dans le sang.

1 heure après le repas : +129 %

2 heures après le repas : +175 %

3 heures après le repas : +138 %

La conclusion est que la consommation de plats " fast-food " enflamme notre métabolisme.

Ce phénomène est connu depuis longtemps : il favorise particulièrement l'arthrite rhumatoïde, les maladies inflammatoires de l'intestin et l'asthme.

Médecins et chercheurs pensent que l'inflammation chronique favorise les maladies de cœur, le cancer et le diabète de type II (non insulino-dépendant).

Il est certain qu'un taux élevé de mauvais cholestérol et un taux abaissé de bon cholestérol favorisent les maladies vasculaires. Il n'explique pas tout. En effet, on peut observer que la moitié des crises cardiaques surviennent chez des gens ayant un taux moyen de cholestérol !

Chez une personne dont l'inflammation est très importante, les plaques d'athérome se forment beaucoup plus facilement et augmentent les chances de crises cardiaques et d'AVC (Accident Vasculaire Cérébral).

Pour le cancer, on pense que cet état inflammatoire chronique protégerait les jeunes cellules cancéreuses.

Pour connaître le taux de marqueurs dans le sang, on utilise le " test de la protéine C réactive ". C'est le meilleur marqueur de l'inflammation dans le sang pour prévoir les maladies de cœur, d'accidents vasculaires cérébraux et le diabète. On peut y adjoindre, suivant l'avis du médecin prescripteur, le " taux d'interleukine-6 " pour les diabétiques de type II.

Si le taux d'interleukine-6 est trop élevé, on doit revoir son alimentation et faire vérifier le dosage DHEA. On sait depuis longtemps que la DHEA peut abaisser les niveaux de l'interleukine-6 (IL6), une cytokine pro-inflammatoire qui déclenche le processus inflammatoire.

# Chapitre III

## COMMENT VIEILLISSONS-NOUS ?

“ *Tous mes amis sont mort d'un manque de savoir vivre.* ”

Francis Blanche – humoriste français.

Le vieillissement est un phénomène très complexe dans lequel de nombreux facteurs entrent en ligne de compte. Principalement les radicaux libres, les hormones, les taux de glucose et d'insuline.

L'oxygène indispensable à la vie provoque un stress dans l'organisme en oxydant nos cellules comme le même oxygène provoque de la rouille sur le fer. En résumé, notre corps “ rouille ”. Mais si nous évitons de respirer, nous mourrons asphyxiés. Mieux vaut respirer et mourir… plus tard.

L'oxygène détruit les centres de production de l'énergie : les mitochondries. CQFD.

Des découvertes récentes nous permettent de ralentir cette oxydation et de faire baisser le nombre de radicaux libres (destructeurs). Nous pouvons espérer ainsi vivre en meilleure condition, en réduisant le nombre de facteurs vieillissants. De cela, découlera peut-être un accroissement des années...

Les radicaux libres sont de véritables destructeurs de vie. Ce sont eux que nous devons combattre en premier lieu. Il semble évident que de nombreuses maladies chroniques ou de dégénérescence résultent d'un vieillissement rapide. Certains aliments contiennent des anti-oxydants comme la vitamine C, la vitamine E, le sélénium, les flavonoïdes qui sont des aides précieuses dans la lutte contre les années et certains troubles de l'âge.

Depuis quelques années, de nombreuses revues médicales, ainsi que la presse grand public, ont relaté les effets possibles de complément hormonaux pour lutter contre les effets de l'âge.

La DHEA, la Mélatonine, la Pregnenolone et autres, ont fait s'agiter autant leurs détracteurs, que leurs supporters inconditionnels.

Des scientifiques ont observé que certaines maladies étaient associées à un faible taux de DHEA dans le sang. C'est le cas des maladies inflammatoires comme la maladie d'Alzheimer, certains cancers - mais pas tous -, ainsi que des maladies dites “ auto-immunes. De là à vouloir supplémenter toutes les personnes atteintes de ces affections, ce serait une grave erreur. Et l'auto-médication, la pire des attitudes irresponsables.

Les ennemis qui contribuent au vieillissement sont nombreux. Depuis quelques années, les chercheurs en découvrent régulièrement. Un des moins connus est le glycation, mais il est pourtant un des rouages les plus actifs du vieillissement. Il est produit par des niveaux élevés de glucose sanguin. Le glycation augmente avec l'âge et contribue au développement de maladies courantes et handicapantes. Le glucose se lie aux protéines du corps et finit par l'altérer gravement. Je peux citer entre autres l'athérosclérose et la cataracte. Certains compléments nutritionnels semblent, d'après la littérature publiée, pouvoir éviter, ralentir ou s'opposer à ces maladies.

Une alimentation “ sage ” contribue également à combattre la glycation. Je pense qu'il faut du temps avant de rejeter ou d'épouser ces théories, que nous étudierons plus loin dans cet ouvrage.

Vieillir sainement dès 25 ans doit être le but de chaque humain responsable. L'alimentation, les anti-oxydants, les compléments alimentaires, les suppléments de toutes sortes, les traitements hormonaux en général, les plantes et les oligo-éléments doivent y contribuer, mais tout cela est souvent insuffisant.

Seuls les exercices physiques et l'équilibre diététique sans sectarisme vont réellement nous aider à vivre confortablement pour longtemps.

Nous verrons comment faire au mieux après avoir étudié certaines affections que beaucoup d'entre nous sont susceptibles de rencontrer au cours de la seconde partie de la vie.

## L'EFFET DES VITAMINES

Pour :

- Les personnes en cure d'amaigrissement dont les apports caloriques peuvent ne pas correspondre aux besoins nutritionnels.
- Les personnes âgées qui absorbent moins bien les éléments nutritifs.
- Les personnes qui se remettent d'une infection ou d'une opération : des suppléments peuvent aider l'organisme à surmonter le stress de la maladie.
- Les végétariens de stricte observance, qui ont souvent besoin de vitamine B12.
- Les femmes non ménopausées qui peuvent avoir besoin de fer.

## Lipo Solubles

| VITAMINES | ACTION | SOURCES NATURELLES |
|---|---|---|
| A (rétinol) | Nécessaire à la santé de la peau, des muqueuses, des os, des dents et des cheveux, à la vision et à la reproduction. | Sources de rétinol : huiles de foie de poisson, jaunes d'œufs, beurre, crème. Sources de bêta-carotène : légumes jaunes et verts en feuilles. |
| D (calciférol) | Aide l'organisme à absorber le calcium et le phosphore, nécessaires à la croissance et à l'entretien des os. | Lait et produits laitiers enrichis de vitamine D, margarine, jaunes d'œufs, huiles de foie de poissons, foie. |
| E (tocophérol) | Aide à former des globules rouges ; prévient les dommages de l'oxydation. | Huiles végétales, noix, graines, légumes verts en feuilles, grains complets. |
| K | Favorise la production des facteurs de coagulation sanguine. | Légumes verts en feuilles, huiles végétales, jaunes d'œufs, foie. |

## Hydro Solubles

| VITAMINES | ACTION | SOURCES NATURELLES |
|---|---|---|
| B1 (thiamine) | Importante pour la santé du système nerveux et l'utilisation des glucides. | Grains complets, céréales et pains enrichis, graines, noix, légumineuses, levure sèche, pommes de terre, porc, rognons, foie. |
| B2 (riboflavine) | Favorise l'utilisation de l'énergie alimentaire. | Légumes verts en feuilles, céréales et pain enrichis, poissons, volailles, lait et produits laitiers, foie, viande. |
| Potassium | Aide la transmission nerveuse et la contraction musculaire ; favorise le maintien de la tension artérielle. | Bananes, pruneaux, raisins secs, pommes de terre, céréales, légumineuses. |
| Chlorure | Règle l'équilibre aqueux et électrolytique ; fait partie des sucs gastriques. | Sel de table, aliments traités. |
| Soufre | Essentiel à la formation des cheveux, des ongles, du cartilage et des tissus. | Poissons, jaunes d'œufs, palourdes, germes de blé, légumineuses, viande. |

| VITAMINES | ACTION | SOURCES NATURELLES |
|---|---|---|
| Fer | Participe à la production d'hémoglobine, à l'activité des enzymes, au stockage et au dégagement de l'énergie. | Farine de soja, foie, haricots secs, palourdes, pêches, jus de pruneau, légumes verts en feuilles, mélasse noire, raisins secs. |
| Zinc | Participe à l'activité des enzymes et de l'insuline ; favorise la cicatrisation, la croissance, la réparation des tissus et le développement sexuel. | Fruits de mer, œufs, poissons, grains complets, viande, légumineuses. |
| Iode | Essentiel à la sécrétion de l'hormone thyroïdienne. | Sel iodé fruits de mer, lait et produits laitiers. |
| Cuivre | Joue un rôle dans l'assimilation du fer et dans le métabolisme ; dans la formation des globules rouges et des fibres nerveuses. | Abats, huîtres, légumineuses, noix, graines. |
| Manganèse | Essentiel à la formation des os ; joue un rôle dans les réactions de plusieurs enzymes. | Thé, café, légumineuses, noix. |
| Fluor | Joue un rôle dans la formation des os et des dents. | Eau courante fluorée, thé, café, sardines avec les arêtes. |
| Chrome | Travaille avec l'insuline à la métabolisation des glucides. | Levures sèches, grains complets, arachides, germe de blé. |
| Sélénium | Participe à la fonction métabolique en association étroite avec la vitamine E ; agit dans certains systèmes enzymatiques. | Grains complets, foie, fruits de mer. |

| VITAMINES | ACTION | SOURCES NATURELLES |
|---|---|---|
| Molybdène | Fait partie d'une enzyme. | Grains complets, légumineuses, foie. |
| Niacine | Nécessaire à la santé des systèmes nerveux et digestif, favorise l'utilisation de l'énergie alimentaire. | Céréales et pain enrichis, volaille, poisson, légumineuses, foie, viande. |
| B6 (pyridoxine) | Utile au métabolisme ; aide à former des globules rouges. | Levure sèche, grains complets, poisson, légumineuses, bananes, noix, pommes de terre. |
| B12 (cobalamin) | Aide à former des globules rouges ; favorise la santé du système nerveux. | Foie, viande, fruits de mer, œufs, lait et produits laitiers. |
| Acide folique | Aide à former des globules rouges et du matériel génétique. | Légumes verts en feuilles, fruits, grains complets, légumineuses. |
| Acide pantothénique | Aide à métaboliser les aliments. | Grains complets, légumineuses, légumes verts en feuilles, lait, jaunes d'œufs, foie, rognons. |
| Biotine | Essentielle à la métabolisation des acides gras ; favorise l'utilisation de l'énergie contenue dans les hydrates de carbone et les acides aminés. | Chou-fleur, foie, jaunes d'œufs, légumineuses, noix. |
| C (acide ascorbique) | Favorise la formation, la croissance et la santé des os et des dents, la réparation des tissus et la résistance aux infections. | Agrumes, tomates, pommes de terre, chou, poivrons verts. |

## Macro Minéraux

| VITAMINES | ACTION | SOURCES NATURELLES |
|---|---|---|
| Calcium | Favorise la croissance des os et des dents ; la fonction cardiaque et la coagulation du sang ; les contractions des muscles. | Lait et produits laitiers, sardines et saumon en boîte avec lès arêtes, légumes verts en feuilles. |
| Phosphore | Participe à la formation des os et des dents ; aide à l'utilisation de l'énergie alimentaire. | Lait, fromage, volaille, poisson, grains complets, noix, viande, légumineuses. |
| Magnésium | Essentiel à la formation des os et des dents ; à la transmission nerveuse et à la contraction des muscles ; à la libération de l'énergie. | Légumes verts en feuilles, noix, grains complets, légumineuses, lait. |

## Macro Éléments

| VITAMINES | ACTION | SOURCES NATURELLES |
|---|---|---|
| Sodium | Règle la rétention aqueuse de l'organisme et l'équilibre acide et basique ; la transmission nerveuse ; la contraction des muscles. | Sel de table, aliments traités. |

# Chapitre IV
## INDEX ALPHABÉTIQUE DES MALADIES

***Descriptions – symptômes – solutions orthodoxes – solutions alternatives.***

Afin de faciliter la lecture et la compréhension du lecteur, les pathologies suivantes ont été classées par ordre alphabétique. Le principe m'a été inspiré par les fiches consultables sur Internet du " Réseau Proteus " de nos cousins québécois, dont vous trouverez le site en référence, avec le nom de beaucoup d'autres pionniers qui contribuent à faire connaître les médecines différentes ou alternatives dans le monde.

# ACNÉ ET PEAUX À PROBLÈMES

L'acné est une maladie de la peau causée par l'inflammation des follicules pileux et des glandes sébacées qui produisent une substance huileuse nommée sébum.

Cette affection traumatise autant la peau que le psychisme de celles et ceux qui en sont atteints. L'acné est liée à la grande activité des hormones androgènes qui stimulent les glandes sébacées. A l'adolescence, 80 % de cette population en sont affectés à des degrés divers.

Contrairement à certaines affirmations très écologistes, aucune étude n'a montré que l'acné était provoquée par des facteurs alimentaires (excès ou allergies).

La déstabilisation hormonale à l'origine de l'acné va souvent de pair avec un régime alimentaire déséquilibré (alimentation rapide, boissons gazeuses, aliments raffinés...), une insuffisance d'aliments frais et entiers, une constipation fréquente, une insuffisance hépatique, ne permettant plus d'éliminer les toxines circulant dans le sang.

*Symptomes* : Comédons (points noirs). Pustules : la pustule se développe au moment où le comédon devient enflammé. Kystes : infection en profondeur de la glande sébacée. Durs et profonds, ils provoquent des cicatrices profondes et indélébiles.

*Facteurs aggravants* : stress, chez la femme ; périodes d'ovulation ou des règles. Usage des stéroïdes chez les “ bodybuildés ”, pour augmenter la masse musculaire.

*Prévention* : éviter les crèmes et autres produits gras sur le visage. Hygiène de la peau en la nettoyant avec un savon antibactérien en pharmacie.

Plus l'acné est grasse, moins l'alimentation devrait comporter de graisses animales.

*Solutions médicales classiques* : antibiotiques sur la peau, ainsi qu'en usage interne. Certains de ces antibiotiques causent des malformations congénitales chez le fœtus. Les femmes qui l'utilisent ne doivent pas être enceintes pendant le traitement ainsi que pendant une période suivant l'arrêt du traitement.

*Solutions alternatives* : une étude américaine dirigée par Michaelsson a démontré en 1977 l'équivalence d'efficacité dans l'acné vulgaire, entre l'oxyde de zinc et un antibiotique, l' "*oxytetracycline* ". La gravité des crises était considérablement réduite. La dose recommandée était de 30 mg trois fois par jour durant au moins 3 mois. Ensuite le protocole était d'une seule prise de 30 mg une fois par jour.

Les doses massives de vitamines A se sont avérées dangereuses autant pour les hommes que pour les femmes. La toxicité de ce traitement demandait la surveillance étroite d'un médecin, et les effets se sont révélés temporaires.

Une étude sur l'acide pantothénique (vitamine B5) a donné de bons résultats à raison de 2,5 g par jour. Le protocole est lisible sur le site Internet :

Healthnotes.com/acne.htm.

En homéopathie, les remèdes suivants ne déçoivent pas : Kali bromatum, Hepar-sulfur, et Pulsatilla. Consultez un homéopathe pour ajuster les dilutions car certains produits comme Hepar-sulfur, pris à la mauvaise dilution, peut entraîner une recrudescence de boutons.

L'acupuncture est très efficace dans toutes les formes d'acné, mais il faut persévérer.

## Phytothérapie

La bardane (Arctium lappa) est recommandée dans le traitement de l'acné pour ses propriétés bactéricides. On peut appliquer les feuilles préalablement réduites en purée, directement sur la peau. La tisane tiédie, en lotion sur les régions infectées, était conseillée par ma grand-mère auprès des jeunes filles de son quartier. La teinture mère peut être obtenue chez tous les pharmaciens sous le nom de Arctium Lappa Teinture mère (TM), 10 gouttes à boire 3 fois par jour entre les repas. La même préparation peut être appliquée sur les boutons en compresse, 15 minutes par jour de préférence, le soir. Laver ensuite la peau : cela peut colorer un peu le derme !

Le trèfle rouge (Trifolium partense) est souvent utilisé avec des résultats spectaculaires principalement chez les femmes. Ses propriétés dépuratives et décongestionnantes sont bien connues. En décoction ou en tisane, à raison de 3 ou 4 grammes de fleurs dans 250 ml d'eau 3 fois par jour.

**Hygiène externe :** alcool camphré (en pharmacie) à tamponner avec un coton sur les boutons enflammés. Cette méthode ancienne, malgré son efficacité, ne fait pas l'unanimité des dermatologues et des esthéticiennes.

# ALZHEIMER

Quand j'étais petit garçon, j'étais persuadé qu'en vieillissant je deviendrai “ gâteux ”. Toutes les personnes âgées de mon entourage perdaient la mémoire, ou se perdaient dans la rue et ne retrouvaient pas leur domicile. Ce que les médecins nommaient la démence sénile des vieillards était, pour une part, l'affection connue aujourd'hui sous le nom de maladie d'Alzheimer.

## Vingt-deux millions de personnes en seront atteintes en 2025

Un homme sur 8 et une femme sur 4 en souffriront dans la seconde partie de leur vie.

D'après Associated Press du 10 juillet 2000, les experts réunis lors du plus important congrès mondial sur la maladie d'Alzheimer, tenue en juillet 2000, à Washington, affirment que 22 millions de personnes seront atteintes de cette maladie en 2025 et plus de 45 millions en 2050 ! Actuellement, environ 12 millions de personnes, dans le monde, souffrent de cette maladie. La répartition est à peu près de 4 millions d'Américains et 8 millions dans le reste du monde.

Cette maladie n'est pas récente. C'est en 1906 que le Dr Alois Alzheimer, un neurologue allemand, a identifié cette maladie sur une femme morte de démence. En autopsiant le cerveau de cette femme, il constata des plaques anormales et des enchevêtrements de cellules nerveuses, désormais considérées comme étant les principaux signes physiologiques de la maladie qui maintenant porte son nom.

La maladie se manifeste au début par des oublis et une

désorientation dans le temps et l'espace. Les symptômes s'amplifient peu à peu, les fonctions intellectuelles comme la mémoire, l'orientation et la capacité de résoudre des calculs mentaux, se dégradent et la personnalité change. Ces symptômes s'expliquent par la dégénérescence des cellules nerveuses du cerveau (figures ci-dessous).

La perte progressive de l'autonomie de la personne touchée par cette maladie demande un soutien de la famille et du corps médical. Malheureusement, aucun des deux n'est formé à cette relation d'assistance.

La progression de la maladie s'étend en moyenne sur 10 ans, mais peut parfois prendre 2 ou 3 fois plus de temps.

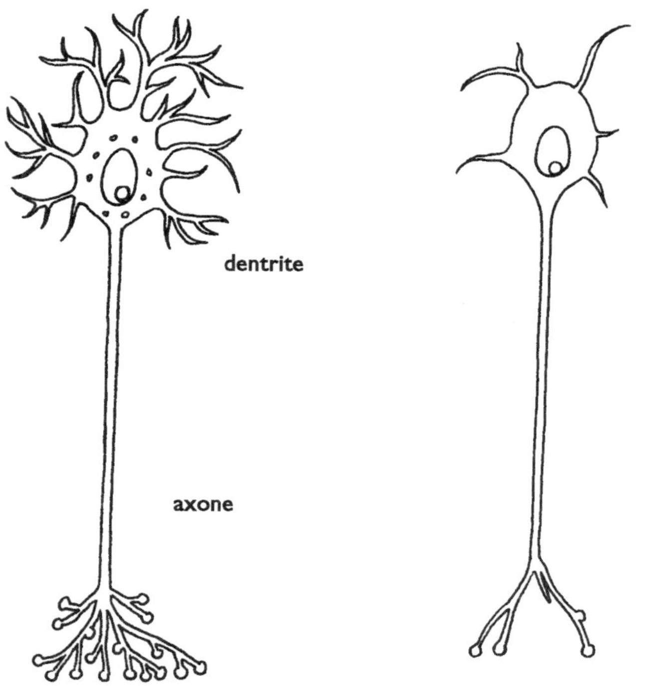


**Neurone sain** **Neurone dégénéré**

## Évolution de la maladie

Il a été retenu 3 phases d'évolution de la maladie. La phase 1 étant la phase la plus anodine, la phase 3 la plus péjorative. Nous allons maintenant comprendre à quoi correspond chaque phase.

**Phase 1** : il y a une perte graduelle de mémoire pouvant causer de la dépression et de l'anxiété qui passe souvent inaperçue. Les pertes de mémoire sont compensées par des “ anti-sèches ” (tout écrire, de ce qui a été fait, est fait, ou sera fait) mais cette technique finit par ne plus suffire..., le sujet oublie rapidement qu'il a pris des notes, et perd ce carnet de notes si précieux. L'entourage surveille où le malade pose ses affaires, ses clés, ses papiers... mais se lasse vite, épuisé par la charge des responsabilités.

**Phase 2** : la mémoire à court terme se dégrade. Il devient de plus en plus pénible aux malades d'acquérir de nouvelles informations. Le sens du temps et de l'orientation devient de plus en plus problématique. Les malades se perdent en ayant encore conscience de ce qui leur arrive.

Ils peuvent souffrir de l'un ou de plusieurs des troubles suivants :

Aphasie : difficultés à exprimer oralement leur pensée.

Apraxie : incapacité d'exécuter des mouvements coordonnés.

Agnosie : ne nomme pas et ne reconnaît pas ses objets familiers.

Prognopagnosie : ne reconnaît pas les visages familiers.

**Phase 3** : hallucinations, délires, négligence de la toilette et du corps en général. Une incontinence urinaire et fécale peut apparaître.

**Causes :** rien n'est sûr ! Personne ne sait exactement s'il y a réellement une cause. Il a été observé des relations de cause à effet pour certains malades.

De nombreuses lectures à mon actif, des rencontres avec des familles de malades, le vécu dans ma propre famille, me permettent des recoupements d'informations. On observe une baisse du taux d'acétylcholine dans le cerveau.

Cela a pour inconvénient de provoquer des plaques de protéines dans le cerveau. D'où une oxydation et une destruction des neurones. Autre inconvénient, l'accumulation de protéines qui altère l'enchevêtrement des cellules nerveuses.

Rassurez-vous : il est normal qu'en vieillissant vous constatiez des troubles de la mémoire. Le stress et les soucis quotidiens, accumulés depuis de nombreuses années, ont épuisé votre système nerveux. Il faut aussi prendre en compte les troubles cardio-vasculaires, la dépression, l'hypertension, l'hypothyroïdie et le diabète entre autres facteurs. Ajoutez une carence en vitamine B12 et B9 et vous comprendrez pourquoi vous avez des “ trous de mémoire ”. Ne jamais vous supplémenter en B12/B9 si vous avez des antécédents, ou un terrain à cancer. Parlez-en à votre thérapeute en évitant l'automédication.

Les problèmes que je viens de vous évoquer sont également provoqués par des troubles vasculaires, la dépression et l'alcoolisme.

Pas de diagnostic hâtif !

## Les risques

L'âge est, de loin, le risque le plus important. En 1994, la maladie d'Alzheimer affectait seulement 1 % des personnes âgées de 65 à 74 ans, mais 26 % des personnes de 85 ans et plus (American Journal Epidemiol 1er sept 2002).

L'hypertension, le diabète, l'artériosclérose et le tabagisme doublent ou triplent le risque de souffrir de la maladie d'Alzheimer !

Toutes les études laissent supposer que des habitudes de vie saine permettent d'éliminer les risques d'athérosclérose, d'hypertension, de diabète, d'obésité, et le tabagisme.

Les observateurs de la maladie constatent également que le risque est augmenté chez les personnes qui lisent peu, ou qui n'ont bénéficié que d'un faible niveau d'éducation.

Le facteur clé, d'après Associated Press du 10 juillet 2000, semble être la taille de l'hippocampe, une région du cerveau liée à la mémoire et à l'apprentissage. Des tests par I.R.M. ont montré que l'état des personnes ayant un hippocampe atrophié au moment où les premiers troubles apparaissent, déclinent beaucoup plus rapidement que ceux chez qui l'hippocampe est de taille normale.

## Vous êtes tombés sur la tête ?

Les chocs importants, ou répétés, à la tête aggravent le risque.

C'est très sérieux. Une étude effectuée avec des souris ayant reçu des coups répétés sur la tête montre qu'elles développaient des plaques de la protéine bêta-amyloïde, caractéristique de la maladie d'Alzheimer.

Cette étude n'est pas la première ni la seule à constater la corrélation choc/maladie d'Alzheimer. La revue " Neurologie " du 24 octobre 2000, et le National Institute of Health, relate une analyse réalisée à partir de dossiers médicaux de combattants de la Seconde Guerre mondiale, et de leur bilan 50 ans après.

1) Chez les soldats ayant été victimes d'un violent choc à la tête, le risque lié à la maladie ou à la démence était deux fois plus élevé que la normale pour les traumatismes avec perte de conscience ou amnésie de 30 minutes à 24 heures. Mais quatre fois plus élevé pour ceux qui avaient perdu conscience plus de 24 heures.

2) L'activité professionnelle en contact avec l'aluminium, le plomb...

Sur ce dernier point, il faut attirer l'attention du lecteur sur le fait que de nombreux produits d'hygiène contiennent de l'aluminium. Le plus courant reste l'aluminium trouvé dans les produits déodorants que l'on pulvérise ou que l'on applique sous les aisselles. Utilisez un déodorant qui n'en contient pas. Vous trouverez, en pharmacie ou en grande surface, le Déoroche déodorant 100 % naturel sans chlorhydrate d'aluminium, sans parfum et sans alcool, pourtant très efficace et économique (vous aurez du mal à l'user !) Consultez la rubrique " Transpiration ". Vérifiez toujours que le mot " aluminium " ne figure pas sur le flacon. Qui est certain que l'application répétée de ces produits d'hygiène ne favorise pas la pénétration cutanée puis sanguine de l'aluminium ? Qui peut affirmer et démontrer que cet aluminium ne se fixe pas dans le cerveau ?

Cet aluminium pénètre-t-il dans les glandes sudoripares à l'exclusion de tout autre tissu ?

A ce jour, personne n'affirme le contraire.

*" Dans le doute abstiens-toi. "*.

La même étude précise qu'en 2001 on dénombrait 238 000 Canadiens âgés de plus de 65 ans souffrant de la maladie d'Alzheimer.

## Alimentation

Un article paru au Japon dans Nippon Ronen Igakkai Zasshi sous la plume de M. Otsuka, relate une étude sur les habitudes alimentaires de 64 personnes souffrant de la maladie, et de 80 personnes du même âge mais ne souffrant pas de la maladie. Il ressort de cette étude que les personnes atteintes de la maladie d'Alzheimer absorbaient moins de *vitamines C,* de *bêta carotène* et *d'oméga-3* que le groupe non malade. L'étude affirme que le mode de vie alimentaire, comme pour les maladies coronariennes et certains cancers, pourrait contribuer à la maladie... Dans cette étude japonaise, les patients ont reçu *900 mg/jour d'oméga-3* ce qui a amélioré les tests cognitifs (connaissance et reconnaissance de l'environnement).

Sur 6 mois d'observation, les 3 premiers mois ont donné les meilleurs résultats.

D'autres chercheurs se sont intéressés à une substance naturelle : la L-Carnitine, un acide aminé présent dans des produits laitiers, le haricots rouges, les œufs et la viande rouge. Ils ont constaté chez des personnes atteintes de la maladie d'Alzheimer que celles qui avaient reçu de la L-Carnitine durant 12 mois, présentaient une détérioration moindre de la maladie. Il semblerait possible – modestement – de ralentir la progression de la maladie par cet acide aminé en vente libre dans toutes les pharmacies européennes.

Comme une autre étude l'a montré, le taux de vitamines B12 est plus faible chez les personnes atteintes de la maladie que chez les individus en bonne santé. Supplémentez-vous en aliments contenant des vitamines du groupe B, la viande de porc, le germe de blé, les pâtes fraîches, toutes les viandes, dinde et poulet. Les fruits de mer, moules, maquereaux, palourdes cuites à la vapeur, sont également de bonnes sources.

Enrichissez votre alimentation en vitamines naturelles B1, B6, B9, B12, PP, antioxydants, choline, acides aminés soufrés.

## Les solutions ?

Il faut tout essayer, dans la limite du raisonnable.

Dans l'état de nos connaissances, ce qui vient d'être évoqué précédemment peut être appliqué dans son ensemble ou pour partie.

J'ai découvert, dans mes recherches, deux informations intéressantes.

La première dans *Biol. Psychiatry fev. 2001 et Drugs. Nov. 2000.*

La galantamine serait capable de ralentir l'évolution de la maladie. C'est une substance extraite du bulbe d'une plante de montagne très résistante au froid : le perce-neige (Galanthus nivalis). C'est dans les années 90 que l'on a identifié sa capacité d'inhiber l'acétylcholinestérase, enzyme présente au niveau des synapses connectant les cellules du cerveau.

L'acétylcholinestérase est impliquée dans la maladie d'Alzheimer. L'efficacité est surtout ressentie au début de la maladie. De ce fait, plus on l'utilisera tôt, mieux semble-t-il les résultats seront visibles. Malheureusement, d'après les documents que je possède, dans les cas avancés de la maladie, ce produit est peu efficace et comporte de nombreuses précautions d'emploi.

La seconde information c'est l'agence *Reuters Health Information Service* qui, le 20 avril 1999, l'a transmise.

Une plante d'Amazonie, “ la griffe de chat ” (Uncaria tomentosa), a un potentiel d'action contre la maladie d'Alzheimer. Cette plante est connue principalement pour ses propriétés immunostimulantes et anti-inflammatoires.

Dans la présentation faite au cours d'une réunion de *la Federation of American Society for Experimental Biology* à Washington, M. Alan Snow professeur de biologie à l'Université Washington de Seattle, affirme que la griffe du chat a empêché le dépôt de plaques de bêta amyloïde dans le cerveau des rats. Ils ont également mélangé ce composé avec d'autres plantes dont du Gingko biloba, du Remarier, et du Gotu Cola. Le résultat du mélange fonctionnait encore mieux que la plante seule. Tout au moins en laboratoire ! Attendons les expériences et les résultats sur l'homme avant de nous réjouir…

La Pregnenolone est une hormone naturelle qui joue un rôle important dans le fonctionnement de la mémoire, de l'humeur et la résistance au stress. C'est une hormone que le corps humain synthétise facilement à partir du cholestérol. En laboratoire, on peut à partir de la saponine du Yam sauvage, synthétiser la Pregnolone. Le corps humain n'a pas la possibilité de faire cette synthèse. Ceux qui vous incitent à consommer du Yam sauvage en prétendant remplacer ainsi la Pregnenolone, signent ainsi leur méconnaissance du fonctionnement du corps humain. Dans le vieillissement, le taux de Pregnenolone baisse considérablement. Si vous consommez de la Pregnolone, votre organisme en transforme une partie en DHEA qui est, entre autre, utilisée pour fabriquer des hormones sexuelles (Testostérone, Progestérone, Cortisol…).

C'est dans la mémorisation que la Pregnenolone apporte les résultats les plus intéressants. C'est dans le cerveau que la Pregnenolone est la plus élevée. L'apprentissage et la mémorisation s'en trouvent considérablement améliorées. Une étude réalisée au Veterans Medical Centrer de St Louis (Missouri), conclut : “ La Pregnolone est la substance la plus puissante jamais testée pour l'amélioration de la mémoire ”.

Les dosages habituels sont de 50 mg par jour au cours du petit déjeuner ou du repas de midi.

Des millions d'Européens et d'Américains y ont recours pour compenser la perte de mémoire due à l'âge. Parlez-en à votre thérapeute.

# ANDROPAUSE

*Ne croyez pas qu'en prenant de l'âge on devient sage. On est plus intolérant et irascible parce qu'il n'y a plus de temps à perdre.*

Omar Sharif – Paris Match (28 aout / 3 sept 2003)

L'Andropause est une ménopause masculine. Les spécialistes vont lever les bras au ciel, mais c'est ainsi !

Avec l'âge, les hommes peuvent noter une diminution de leur qualité de vie. Le fameux " coup de vieux " n'est pas une légende. La mauvaise humeur est courante, le moral baisse et des troubles de la sexualité sont fréquents. On peut constater une prise de masse grasse autour du ventre. Certains se plaignent de la diminution de leur force musculaire ainsi que de la diminution du volume musculaire, en particulier des bras et des jambes.

Ce sont souvent les troubles du caractère qui motivent la consultation chez le généraliste ou l'andrologue. Les symptômes les plus fréquemment évoqués sont :

***Troubles de l'humeur :***

Irritabilité
Indifférence
Fatigabilité
Manque de motivation
Manque de dynamisme
Baisse de la concentration, de la mémorisation
Diminution de l'estime de soi.

***Modifications de la sexualité :***

Baisse de désir

Espacement de la fréquence des rapports
Erections " capricieuses "
Disparition des érections matinales
Altération de l'intensité du plaisir.

***Au quotidien :***
Asthénie, fatigue
Trouble du sommeil
Douleurs articulaires
Sueurs nocturnes.

Si vous avez plus de 50 ans, les descriptions précédentes ne vous sont probablement pas étrangères.

Vous ne devez pas constater ces petits déclins comme une fatalité. Vous devez consulter votre médecin ou un endocrinologue pour qu'il vous prescrive une simple prise de sang. Effectuée le matin, cette analyse permet de mesurer votre taux de testostérone sanguin, ou celui de testostérone " biodisponible " qui sera préféré pour les plus de 50 ans. Si votre taux est particulièrement bas, le médecin contrôlera votre prostate par divers examens dont le fameux " taux de PSA ". Il jugera alors de l'opportunité de vous prescrire de la testostérone. Votre suivi biologique sera alors obligatoire et scrupuleusement régulier. Une des contre-indications à ce traitement est l'adénome de la prostate et, par extension de gravité, le cancer en général et celui de la prostate en particulier.

## Un peu de sagesse !

Ne demandez pas plus aujourd'hui à votre sexualité que ce que vous lui demandiez à 30 ans.

Il arrive que certains hommes se sentent mieux sexuellement

à 40 ans qu'à 25 ans ! Une meilleure alimentation, l'arrêt de la cigarette, plus de sport contribuent, entre autre, à ce confort.

Le système endocrinien, et les testicules en général, demandent un taux important de zinc dans les tissus.

Si vous séjournez en bord de mer, n'hésitez pas (sauf si vous êtes allergique) à consommer 2 ou 3 douzaines d'huîtres par jour. Si possible, exigez des " fines de claire vertes " très riches en bétacarotène. Si votre partenaire sexuel en consomme autant, attendez-vous à des prouesses inattendues. Le zinc est la source des hormones sexuelles. Pas assez de zinc = pas assez d'hormones. Un cancer des organes génitaux est une des contre-indications du zinc.

Consommez de la vitamine B naturelle sous forme de " complexe " renfermant un cocktail de toutes les vitamines du groupe B sans oublier la B9, B12, et B3. Il semblerait que la prise d'Histidine (un acide aminé) augmente la sensation de l'orgasme, indifféremment chez les deux sexes.

# ARTHROSE

Dans notre civilisation, l'arthrose est la maladie articulaire la plus répandue. Pour s'en convaincre, il suffit d'être attentif pour entendre, à longueur de journée, les gens se plaindre de douleurs et de conclure par : “ c'est mon arthrose ! ”

La revue Nutranews de novembre 1999 affirme que l'arthrose touche 13 % de la population générale, dont 70 % âgés de plus de 65 ans. L'arthrose serait-elle un privilège de l'âge ? Pas vraiment. Il est fréquent de constater l'arthrose dés 40 ans. Parfois avant.

Les causes sont multiples, mais le stress et la mauvaise alimentation (qualité et quantité confondues) sont en grande partie responsables.

La dégénérescence des cartilages n'est pas uniquement due à l'âge.

L'arthrose est la conséquence de l'altération progressive du cartilage articulaire. L'amincissement du tissu cartilagineux prive l'os de son tissu amortisseur naturel. L'inflammation fait alors son apparition ainsi que les signes classiques : craquements, raideurs et... douleurs !

La douleur se manifeste rapidement, l'aggravation est régulière. Les gestes quotidiens douloureux. Au réveil, la raideur articulaire oblige à un dérouillage obligatoire.

Le forçage des articulations constitue une agression qui produit des fissures des fibres de collagène. Les fissures formées produisent des œdèmes dans l'articulation.

## Traitements

La médecine officielle dispose de nombreux médicaments

délivrés uniquement sur ordonnance, mais que tous les estomacs ne supportent pas.

Analgésiques et A.I.N.S. (Anti Inflammatoires Non Stéroïdiens).

Si le traitement classique vous donne satisfaction, surtout ne le changez pas. “ On ne change pas un cheval qui gagne ”. Au contraire, si vous souffrez malgré ce traitement, ce qui suit vous concerne.

Le journal “ The Lancet ” a publié, le 27 janvier 2001, une étude sérieuse auprès de patients souffrants d'arthrose du genou. Pendant 3 ans, les patients ont pris chaque jour 1500 mg de sulfate de glucosamine pur. Cette étude est la première à démontrer qu'un traitement de l'arthrose peut aider le patient en faisant autre chose que de contrôler la douleur.

## Le sulfate de glucosamine

En vente libre et disponible en pharmacie et magasins de diététique, en France, en Amérique, en Angleterre et dans quelques autres pays, il est considéré comme un médicament dans d'autres. Renseignez-vous auprès de votre pharmacien ou parlez-en à votre médecin, qui en ont, tous deux, probablement une connaissance précise.

Selon les chercheurs, l'effet à long terme du sulfate de glucosamine sur l'arthrose et les articulations permet de croire qu'il peut modifier le cours de la maladie. La molécule étant naturelle, ce produit n'est pas brevetable. Elle est donc sans intérêt pour les grands laboratoires pharmaceutiques.

Le Docteur Jason Theodosakis, dans son livre “ l'Arthrose ” (Ed. de Fallois) conjugue Chondroïtine et Glucosamine. Il écrit : “ Ensemble, ils sont efficaces, là où les autres produits et la chirurgie ont échoué "

Je pense que l'une des causes de la dégénérescence du cartilage est mécanique. La sédentarité, et le stress en particulier, contractent les muscles et empêchent la nutrition. L'exercice doux et régulier, l'hydratation raisonnable par la thalassothérapie, et les exercices sous l'eau vous aideront considérablement.

Sauf si vous souffrez de rétention d'eau, d'insuffisance rénale, si vous êtes sous cortisone, et si vous suivez un régime sans sel, buvez au cours de la journée 1 ou 2 ampoules de 5 ml de Plasma de Quinton pour contribuer à vous soulager.

Respirer, respirez, respirez. Beaucoup d'arthrosiques se sentent soulagés en pratiquant, au moment des crises douloureuses, des profondes respirations. En entretien, après les crises, les résultats sont plus sensibles.

A noter que le sulfate de chondroïtine possède un effet équivalent ou proche de l'acide acétylsalicylique (aspirine).

## Ralentir la progression de l'arthrose

Le célèbre journal médical anglais, The Lancet, du 27 janvier 2001, publie une très sérieuse étude scientifique contrôlée. L'étude qui a duré trois ans, porte sur 212 patients souffrant d'arthrose du genou. Chacun a reçu 1,5 gramme de sulfate de glucosamine pur. A la fin de l'étude, il a été constaté que l'épaisseur de l'articulation avait moins diminué que dans le groupe qui avait reçu un placebo. En plus de son effet positif sur la douleur et l'inflammation, le sulfate de glucosamine démontre son effet positif en ralentissant considérablement le processus de la maladie.

A long terme, les chercheurs pensent que le sulfate de glucosamine peut modifier le cours de la maladie.

La glucosamine possède un effet presque équivalent à l'aspirine, mais se révèle 50 à 300 fois plus faible que certains A.I.N.S. Sa toxicité est 1000 à 2000 fois moindre !

L'association de la glucosamine avec le sulfate de chondroïtine conjugue deux substances chondroprotectrices, à la fois sur les structures de l'articulation et sur son inflammation. L'expérience clinique démontrerait une possibilité des réductions des lésions arthrosiques.

## Présentations

La présentation la plus fréquente et la plus pratique reste la gélule. Certains laboratoires présentent des gélules séparées de chondroïtine et de glucosamine. D'autres associent les deux produits dans la même gélule. Un laboratoire de Quimper, en Bretagne, fabrique un mélange de chondroïtine et de glucosamine. La formule est à l'identique de celle du livre du Dr Jason Theodosakis.

Un laboratoire de Belgique associe des métalloïdes qui travaillent comme catalyseurs. On y trouve du rhodium, nickel, platinium, soufre... La chondroïtine en comprimés est mélangée à des vitamines et autres oligo-éléments. Seul un praticien saura faire le bon choix de prescription, bien que les laboratoires affirment que l'automédication n'est pas dangereuse.

Quatre études " randomisées " en double aveugle ont évalué la glucosamine sulfate à la dose de 1500 mg par jour pendant 8 semaines en comparaison avec un anti-inflammatoire (AINS) de prescription courante. La glucosamine sulfate se révèle, au bout de 4 semaines, aussi efficace et parfois plus efficace sur la douleur. De plus, trois fois moins d'effets secondaires ont été rapportés sous glucosamine. Par ailleurs, les effets sur la douleur et sur l'œdème perdurent même après 2 semaines d'arrêt du traitement.

Les études cliniques sur le chondroïtine sulfate ont débuté entre 1983 et 1991.

Depuis, de nombreuses études ont suivi. Elles ont démontré pour la consommation de chondroïtine sulfate contre placebo, une amélioration de la mobilité, une réduction du gonflement, une diminution de la douleur.

Le patient ne devrait pas avoir à choisir entre AINS ou chondroïtine, car une étude à démontré que l'association des 2 produits (AINS et chondroïtine sulfate) avait permis une meilleur tolérance de AINS.

## Un bon mariage

Une étude a montré que la prise d'une association de glucosamine et de chondroïtine sulfate a permis de réduire les craquements, la douleur, et le gonflement temporo-mendibilaire (mâchoire) chez les patients souffrant de désordres chroniques de la mâchoire.

La glucosamine et le chondroïtine sulfate seraient donc les 2 substances chondroprotectrices, agissant sur les structures osseuses ou cartilagineuses, et l'inflammation, pouvant permettre une réduction des lésions arthrosiques.

## Les plus : les antioxidants

En prévention ainsi qu'au début de la dégénérescence des os et des cartilages, les antioxydants ralentiront le processus. L'état général s'en trouverait considérablement amélioré.

Dans les années 80, les médecins avaient à leur disposition un produit naturel inscrit au Vidal, la “ Bible rouge ” de tout prescripteur. Nous ne savons pas pourquoi ce produit,

ADN-HP vitamine C, a été retiré du marché en France ! Cette substance naturelle, hydrosoluble et d'origine marine était extraite de la laitance de saumon sauvage. Les propriétés anti-oxydantes de l'ADN-HP protègent en effet la cellule vis-à-vis des agressions oxydatives extracellulaires.

Dans une étude ouverte (le Quotidien du médecin 4171 – 18 – 1988. L'immunomodulation, une nouvelle approche thérapeutique de l'arthrose), 2960 personnes atteintes d'arthrose et d'âge moyen de 61,1 ans ont reçu pendant 1 ou 2 mois une association AINS ainsi qu'un complexe de vitamine B et E. Le bénéfice du traitement apparaît dès le premier mois d'administration. Les douleurs ont été soulagées dans 89,5 % des cas. Les malades de Belgique, de Suisse et du Luxembourg peuvent se les procurer dans leur pays.

Le Zinc et le Bore seront bénéfiques en petite quantité aux arthrosiques.

Le Zinc est naturellement présent dans le cartilage. Chez les sujets atteints de coxarthrose sévère, sa concentration dans le cartilage est réduite de 50 %. Le Bore apporte également un important bénéfice chez les patients atteints par une arthrose sévère.

## Arthrose et vitamines D, B3, B6, B9

Des études ont évalué les relations entre la vitamine D et l'arthrose. Il apparaît nettement que les sujets ayant une concentration plasmatique et une consommation élevée de vitamine D en comparaison avec une population moyenne, sont trois fois mieux protégés de l'arthrose que les sujets qui ont une consommation basse ou moyenne de vitamine D. Le risque de pincement articulaire est augmenté chez les sujets dont la concentration est moyenne ou basse.

Un bas niveau d'apport en vitamine D est signe de perte

de cartilage et de pincement articulaire. Un apport bien dosé en vitamine D semble donc prévenir l'arthrose, et particulièrement le douloureux pincement articulaire.

Un déficit en vitamine B6 entraîne une altération de collagène et une baisse du contenu du cartilage.

Une étude clinique a testé l'effet de la vitamine B3 (nicotinamide) à la dose de 3000 gr/jour pendant 12 semaines chez 12 patients présentant une arthrose. Les symptômes ont été réduits de 29 % (contre 10 % sous placebo).

L'intensité de la douleur n'a pas été modifiée mais la prise d'anti-inflammatoires a été réduite de 13 %, la VS (vitesse de sédimentation) abaissée de 22 % et la mobilité légèrement améliorée.

La nicotinamide (Vit. B3) présente un effet anti-inflammatoire démontré.

La vitamine B9 (foldine) présente de multiples avantages que nous découvrirons dans bien d'autres pathologies, mais en ce qui concerne l'arthrose, ses effets semblent peu connus du grand public et même des prescripteurs.

L'impact de la B9 a été testé en supplémentation de 6400 mcg (microgramme) seuls ou associés à 20 mcg de B12 pendant 2 mois sur 26 patients atteints d'arthrose de la main. L'association B9 et B12 avait un résultat équivalent à l'utilisation d'anti-inflammatoires AINS.

Si vous ne supportez pas les traitement classiques ou si vous cherchez un moyen de diminuer les doses sans pour autant souffrir, parlez à votre médecin des vitamines D, B3, B6, B9, E, et C, naturelles, sans oublier la Glucosamine, la Chondroïtine et les AINS.

## L'alimentation

Les médecins ont encore bien du mal à accepter que l'alimentation puisse aggraver ou améliorer certaines maladies. Il n'existe actuellement aucun aliment précis pour soigner l'arthrose, l'arthrite, et surtout la polyarthrite chronique évolutive (PCE), qui se manifeste quand le système immunitaire détruit l'organe qu'il est censé protéger. Le système immunitaire est alors devenu fou ! Chez les populations qui consomment surtout des fruits, des légumes, et des céréales non transformées, telle la Chine rurale, le dérèglement immunitaire est presque inconnu. Cependant, dans nos régions européennes, de nombreuses allergies alimentaires se manifestent en consommant des céréales. Il est donc prudent d'effectuer des essais sur un ou deux repas.

## L'alimentation végétarienne

La consommation de viande coïncide souvent avec l'apparition de douleurs articulaires. Il semble donc logique de se tourner vers le végétarisme pour tenter de soulager la douleur. Dans son " Guide des alicaments " (Marabout), Selene Yeager rapporte une étude où *" 27 personnes atteintes de polyarthrite chronique évolutive ont adopté une alimentation végétarienne durant une année. Leur alimentation ne comportait ni gluten (blé) ni sucre blanc, ni sel, ni alcool, ni caféine. Après un mois, leurs articulations étaient moins douloureuses, et moins enflées, les raideurs matinales moins fréquentes, et elles avaient plus de force que celles qui avaient conservé leur alimentation habituelle "*. Il est à noter que la suppression du sucre, du café, du tabac et de l'alcool contribue à l'amélioration de la santé des végétariens, ainsi que le souligne le Naturopathe Français Robert Masson dans son dernier livre " Diététique de l'expérience " (Guy Trédaniel Editeur).

Pour les autres...

Tentez de limiter votre consommation de viande à un seul repas par semaine. Aux autres repas, mangez du poisson, du gras, du maigre, de rivière, de mer chaude ou très froide. Complémentez-vous en huile de poisson riche en Omega 3. Ces huiles sont fournies par des poissons comme les saumons, le maquereau, et la truite. L'huile de foie de requin est réservée de préférence à ceux qui souhaitent éliminer certains métaux qui les intoxiquent, par exemple ceux contenus dans les cigarettes, et surtout, mieux résister aux traitements de chimiothérapie particulièrement dans les cancers colo-rectaux où l'alkylglycérols des foies de requin leur sera d'un grand secours. Ne pas confondre avec le cartilage de requin qui n'a aucune utilité dans ce cas. Mangez du poisson tous les jours. Parmi les meilleurs : le saumon frais, le thon rouge, le flétan, le lieu jaune, la truite...

## À table

Il est indispensable de diminuer les réactions inflammatoires par le biais de l'alimentation. Il faut supprimer les excès de graisses saturées d'origine animale (beurre, fromages, viandes grasses) au profit des légumes, des fruits, et des céréales complètes d'origine biologique sans OGM (par précaution, en attendant d'être complètement rassuré).

Réduisez votre poids, c'est ce que vos articulations auront de moins à porter.

Diversifiez votre alimentation, et consommez le plus possible d'aliments frais que vous préparez vous-même en évitant le four à micro ondes.

Buvez beaucoup d'eau dans la journée afin de favoriser votre élimination rénale.

## Les suppléments alimentaires

Supplémentez-vous en acides gras. Un traitement EPA, 400/500 mg par jour, soit 2 à 4 capsules, mérite d'être tenté pendant 2 mois avant de voir les effets se manifester. Si aucune amélioration ne se fait sentir après cette période, il est inutile de poursuive. Parallèlement, mangez du poisson 3 ou 4 fois par semaine. Vous en trouverez chez votre poissonnier mais également au rayon " surgelé " de votre épicerie. Vous éviterez de le décongeler au micro-onde.

En même temps que vos EPA, vous seriez bien inspiré de prendre des capsules d'huile d'Onagre dosées à 500 mg.

Des compléments de Silice concentrée (Tricatione) vous aideront considérablement. L'action sera ciblée dans le renouvellement et la calcification de la matrice osseuse. Les cartilages, le tissu conjonctif et le collagène en profiteront particulièrement. J'ai en mémoire des calcifications de fractures de la clavicule, particulièrement rebelles à toutes les vitamines et calcium. L'apport de Silice végétale concentrée aurait apporté calcification et consolidation de la fracture en moins de 4 semaines. La peau, les ongles et les cheveux s'en sont trouvés également tonifiés.

## Les plantes

Les racines de bardanes, les orties, la grande camomille, l'harpagophytum, la reine des près, les baies de genièvre écrasés (5 par tasse), la racine de yucca, soulagent la douleur.

Faites un mélange de toutes ces plantes en mettant une petite pincée de chaque, et portez à ébullition pendant 3 minutes. Laissez couvert 15 minutes avant de filtrer, servir et laisser refroidir. Si le goût est déplaisant, ajoutez 1 cuillère à café de miel de bruyère.

Ma grand-mère paternelle, originaire de Belgique, consommait de la tisane nommée “ Graines Jura ”. C'était un mélange de 17 plantes. On faisait macérer un paquet dans un litre de très bon vin blanc et elle buvait un petit verre avant les repas du midi et du soir.

Il était possible d'en faire une tisane, mais “ le goût n'y est pas ! ” disait-elle...

Cette tisane est toujours vendue en Belgique et en Suisse dans toutes les pharmacies. A Paris, la pharmacie Flak, 32 rue du Faubourg Montmartre dans le IX$^{e}$. (Tel : 01 47 70 84 48), la délivre à ses clients. Ceci est une information pour les lecteurs, pas une publicité pour la pharmacie. Tant pis !

# AÉROPHAGIE (ballonnements)

Si vous souffrez de ce désagrément de vous sentir “ gonflé ”, interrogez-vous pour savoir si vous souffriez de cette gêne étant enfant. Probablement pas. Une des causes de l'aérophagie est en partie somatique. Si vous êtes en général trop tendu, vous l'êtes aussi quand vous marchez, quand vous parlez, quand vous dormez et quand vous mangez !

Vous faites probablement partie de ceux que le stress fait avancer, mais à table vous n'avez pas à avancer. Au contraire, vous devez cesser de contrôler votre vie, surtout votre digestion. Au contraire, vous la subissez après chaque repas, et c'est elle qui vous imposera ses contraintes (ballonnements), si vous mangez dans de mauvaises conditions.

Quelques conseils de bon sens avant de vous mettre à table :

1. Ne commencez pas à manger si vous êtes soucieux ou sous l'emprise de la colère.
2. Mangez à heures régulières.
3. Ne buvez pas trop chaud ou trop froid.
4. Regardez votre plat, la quantité et les couleurs de vos aliments. Il est démontré scientifiquement que votre tube digestif va sécréter les enzymes digestifs appropriés à chaque aliment. Il est donc indispensable de laisser un laps de temps entre l'arrivée du plat sur la table et sa consommation. Sauf si vous préparez vous-même votre repas.
5. Mangez peu, mais mâchez longtemps chaque bouchée.
6. Supprimez les viandes en sauces.
7. Supprimez les eaux de table gazeuses.

8. Supprimez les desserts et les sucres.
9. Terminez avec un verre de bon vin rouge, si vous ne conduisez pas.

Chaque soir, avant de vous endormir, faites une préparation d'un sachet de souches bactériennes pour entretenir et enrichir le tube digestif. Prolactik sachet des laboratoires Oligo Diffusion, enrichi avec un mélange de 5 ferments lactiques actifs ou le Lactosectrum des laboratoires Le Stum qui contient 10 souches bactériennes, entre autres composants. Ce dernier produit bénéficie des plus récentes recherches en ce domaine.

J'ai découvert une pharmacie marseillaise (4 et 6 rue Moelan) qui commercialise une tisane du " Père Blaize " comprenant : Anis vert, Fenouil doux, Coriandre, Anis étoilé... Le Carvi et la Coriandre favorisent la digestion, et évitent les fermentations. La Mélisse et la Marjolaine sont antispasmodiques. Voir références en fin de volume.

Personnellement, je débute chaque repas à la maison par une tranche de fenouil que je croque sans assaisonnement. J'adore le goût anisé et je trouve cela plus agréable et moins cher que d'avaler des gélules de fenouil !

# CANCER

Dans ce chapitre, nous ne traiterons pas de la façon dont on doit soigner le cancer. Les traitements des maladies graves dépassent largement le cadre de cet ouvrage. Nous donnerons de nombreuses informations provenant de sources diverses mais très bien documentées. Les conseils premiers concerneront la prévention et l'alimentation qui, nous en sommes persuadés à la lecture de nombreux articles, est une des premières causes déclenchantes.

Le cancer est devenu une véritable épidémie, principalement dans les pays dits civilisés. Il rivalise, comme premier facteur de la première cause de mortalité, avec les maladies cardiovasculaires.

Faute de pouvoir trouver un véritable remède, il faut espérer que les responsables politiques et médicaux investissent autant d'argent dans la prévention que dans le soins “ chimio-rayon-chirurgie ”. Le préventif vaut bien le curatif.

La lecture de nombreux ouvrages, indépendants du système nous apporte la preuve que l'alimentation, l'environnement, et le rythme de vie figurent les causes principales d'un cancer. L'alimentation et les habitudes de vie peuvent être modifiées par ceux qui le souhaitent. Beaucoup de personnes en sont conscientes, mais ne possèdent pas les informations leur permettant d'y remédier.

Nous vous donnerons dans ce chapitre des conseils venant de spécialistes et les références de livres pour vous permettre d'aller plus loin dans la prise en charge de votre “ prévention cancer ”.

De nombreux sites accessibles aux profanes sont consultables sur Internet. Il suffit, comme nous l'avons fait, de taper sur les moteurs de recherches des mots " cible " comme : cancer suivi de sein, prostate, intestins. Le lecteur sera surpris de ce qu'il apprendra sur les traitements, les maladies et les préventions éventuelles !

## La prévention : À table !

*Que ton aliment soit ton meilleur remède.*

(Hippocrate)

*On creuse sa tombe avec ses dents.*

(dicton populaire)

Il n'est pas possible de savoir, à l'heure où sont écrites ces lignes, si l'on peut guérir le cancer avec un régime alimentaire. Il n'est pas possible non plus de savoir si l'on peut éviter ou faire reculer l'échéance de la maladie. Certains cas isolés sont évoqués dans les milieux de la " médecine naturelle ", mais leur marginalité ne peut pas faire loi.

Par contre, de nombreux chercheurs révèlent que des substances précises contenues dans certains aliments peuvent influencer le processus du cancer.

## Pratique

Eliminer les aliments potentiellement carcinogènes.

Les remplacer par des aliments ayant une action anti-cancer probable ou démontrée.

## Les aliments anti-cancer

Mangez " bio ". Consommez le plus souvent possible des aliments cultivés sans engrais chimiques. Les mauvais esprits vous diront que ça ne sert à rien, que les pluies déverseront tout de même des retombées chimiques sur vos fruits et légumes bio... C'est peut-être vrai, mais vous en consommerez tout de même beaucoup moins que dans les cultures industrielles.

Mangez végétarien : beaucoup de légumes, cuits ou crus à chaque repas. Du soja modérément. Des céréales complètes une fois par jour. Ne consommez pas une céréale en excluant les autres. Variez à chaque repas ou mélangez-les entre elles. Le millet, le sarrasin, le blé (pour ce dernier attention aux allergies alimentaires). Des poissons de mer et d'eau douce au moins 2 fois par semaine, des noix. Buvez de tous les thés. Mélangez des huiles de table, ne restez pas à l'huile d'olive. N'oubliez pas que les huiles doivent êtres de qualité "bio" avec le label “ AB ” *première pression à froid* précisé sur la bouteille.

Manger végétarien est un moyen de rectifier progressivement les habitudes excessives. Les aliments tels les céréales, les légumes cuits et crus, ainsi qu'un peu plus de fruits contenants des fibres et des antioxydants, participent probablement à la prévention du cancer.

Les repas végétariens éliminent par principe les graisses animales.

La revue “ Urology ” de septembre 2001, rapporte que les recherches sur des rongeurs ont démontré qu'une diète faible en gras inhibait la croissance de tumeurs de la prostate. Plus le taux de gras était faible, plus important était le ralentissement de la croissance. “ Nutrition Cancer ” 1997 précise qu'une réduction raisonnable des gras alimentaires ralentit la croissance des tumeurs.

Viandes : exigez qu'elles proviennent d'animaux élevés sans hormones de croissance. Vous n'avez aucune raison de consommer des hormones utilisées pour “ faire de la viande ”.

Sucre : supprimez le totalement. Pas de sucre en morceaux, brun ou blanc. Pas ou peu de gâteaux et pâtisseries industrielles. Dextrose, fructose, lactose en faible quantité.

Beaucoup de personnes, en particulier les végétariens ainsi que les personnes " au régime ", ont pour habitude de grignoter en milieu de matinée ou d'après-midi. Tous les prétextes sont bons pour une petite sucrerie, y compris la pseudo crise d'hypoglycémie.

## Quels sont les principaux composés anti-cancer des fruits et légumes ?

Les caroténoïdes : le bêta carotène, la zéaxanthine et la lutéine sont d'après les spécialistes de la nutrition les principaux composants de notre alimentation, capables de nous protéger partiellement contre le cancer. Vous les trouverez dans les fruits et les légumes très colorés, rouges, oranges, verts ou très bleus. Par exemple, la carotte, l'abricot, la mangue, la citrouille, le brocoli, les épinards.

Les glucosinolates : le brocoli, ainsi que tous les crucifères. Le brocoli possède un plus grand nombre de composés potentiellement anti cancer. (Phytochemistry. Janvier 2001 – Drug Metab Rev. Août/Nov. 2000.)

Les anthocyanines : les mûres, la framboise, les pommes et raisins rouges, ainsi que le vin rouge (Agric. Food Chemic. Février 2001).

Le lycopène : tomates (plus dans la tomate cuite que crue), melons d'eau, pamplemousses roses.

Les isoflavones : soja sous toutes ses présentations, haricots, graines, tofu, yaourt, lait. Les pois chiches et les légumineuses. Ail, oignon, thé vert ou noir, vin, huile d'olive. (Expert Opin investing Drugs.- Sept.2000).

Le sélénium : dans le son et le germe des céréales complètes. Ainsi que dans tous les crucifères (revue Biofactor, 2001).

Les sulfites : ail et autres légumes de la famille de l'oignon.

La vitamine D : huile de foie de poisson, les céréales, (revue Oncologie Avril 2001).

La vitamine E : œufs, noix, soya, germes de blé, céréales complètes).

Une excellente alimentation de qualité biologique ne contenant qu'une faible quantité de produits chimiques, insecticides et autres herbicides semble meilleure pour la santé que des suppléments alimentaires pris en excès sans contrôle médical, en automédication.

Le docteur Ralph W.Moss (The Moss Reports) précise : *" mon opinion est que les aliments biologiques ne sont pas seulement meilleurs pour votre santé : pour les gens déjà atteints de cancer, c'est une nécessité. "*.

Sur le site Internet www.intelihealth.com , on pouvait lire en novembre 2001 : *Les engrais chimiques, insecticides, herbicides et fongicides sont des produits toxiques et on croit qu'ils peuvent accélérer la carcinogenèse.*

Il est certain que ces éléments chimiques se trouvent en faible concentration dans les aliments. Cependant les enfants, les femmes enceintes et les personnes très affaiblies, comme le sont les cancéreux, ne sont pas obligés de prendre des risques alimentaires.

Certains aliments contiendraient d'autres contaminants déconseillés pour les cancéreux, (*cancerdecisions.com*). C'est le cas des poissons crus ou fumés ainsi que des coquillages. Il est conseillé par de nombreux nutritionnistes de par le monde, d'éviter absolument les charcuteries, et tout ce qui contient nitrates ou nitrites.

## Faut-il supprimer le sucre ?

Dans un intéressant article intitulé “ *Food groups and risk of colorectal cancer in Italy*”, la revue Int. J. Cancer de 1997 indique qu'une consommation élevée de sucre à déjà été associée à une incidence plus grande de certains cancers.

On a observé que les cellules cancéreuses captent 4 à 5 fois plus de glucose que les cellules normales. En laboratoire, on a constaté que l'ingestion de sucre sous toutes ses formes pouvait inhiber l'activité des cellules macrophages anti-cancer (lymphocytes). Les sucres naturels de fruits ne semblent pas présenter les mêmes risques pour les personnes touchées par un cancer.

Ces conseils sont également valables pour ceux qui souhaitent préserver leur bonne santé, ainsi qu'à ceux qui s'entretiennent pour mettre tous les atouts de leur coté afin d'éviter une rechute de la maladie après traitement. Interrogez votre médecin ou un nutritionniste pour ne pas sombrer dans les excès ou un sectarisme alimentaire souvent pire que le mal.

Les peuples sont très inégaux devant ce fléau.

En 1996, l'O.M.S. (Organisation Mondiale de la Santé) prévoyait que 15 millions de nouveaux cas de cancer se déclareraient dans le monde en 2001.

Quand on est aussi précis sur le futur, on peut se demander pourquoi l'O.M.S. n'use pas de toute son autorité pour éviter une telle catastrophe.

A tous les poisons industriels que nous consommons involontairement, il faut bien ajouter tous les poisons que nous consommons plus ou moins volontairement ou par lassitude de ne savoir comment les éviter.

Les cigarettes, comme le cigare, dégagent le benzopyrène de la fumée. Ce poison est inhalé tant par les fumeurs actifs (ceux qui fument), que par les fumeurs passifs (ceux qui respirent la fumée mais qui ne fument pas, tels les enfants et les femmes enceintes, particulièrement dans les trois premiers mois de grossesse).

Dans les grandes villes mais aussi de plus en plus dans les petits villages, nous respirons les vapeurs d'essence émises par les automobiles.

La pollution électrique, hertzienne (télévisions et radios), la pollution vraisemblable des portables, les viandes cuites au barbecue, le stress, les poursuites et obligations administratives diverses. Comment notre système immunitaire résisterait-il à tout cela ?

## Teintures pour cheveux : danger ?

Une étude très sérieuse de " l'International Journal of Cancer " met en cause certains agents chimiques présents dans des colorants pour cheveux. Tous les colorants permanents ont besoin, pour agir, d'un membre de la famille des *amines aromatiques.* Il s'agit plus précisément de substances comme l'aniline, connue depuis très longtemps pour favoriser le cancer de la vessie.

Le cancer de la vessie n'est pas très fréquent : 2 % des cancers chez la femme et 6 % chez l'homme.

Les chercheurs de l'Université de Californie du Sud ont étudié deux groupes de 1514 personnes vivant dans le même environnement. L'étude a fait apparaître, chez les femmes qui utilisaient un colorant capillaire permanent, un risque de cancer de la vessie, deux fois plus élevé que chez celles qui n'utilisaient pas de ces produits.

Risque accru aussi chez les coiffeurs qui appliquent ces produits. Il s'agit maintenant de vérifier la nocivité des teintures permanentes et d'identifier précisément les agents responsables.

## Et que dire du tabac ?

L'arrêt du tabac est indispensable. Si rien n'est confirmé pour les teintures, la cigarette, on en est certain, est à l'origine du cancer de la vessie. La fumée est, en effet, reconnue comme favorisant ce genre de cancer. Pourquoi ? Elle contient des éléments de la famille des *amines aromatiques*... comme les colorants. Naturellement, la cigarette tue beaucoup plus au travers du cancer du poumon.

## Teinture pour cheveux

Dans l'état actuel des connaissances scientifiques et par précaution évidente, n'utilisez que les colorants sans ammoniaque et sans oxydant. Le résultat sur la teinture est moins spectaculaire et il faut renouveler plus souvent les applications.

## Les facteurs psychologiques

D'où vient le cancer ? Par quels moyens parvient-il à mettre en échec les défenses immunitaires ? Et si le cancer ne venait pas de l'extérieur, mais était développé de l'intérieur par l'individu lui-même ? Certains médecins, dont le docteur Michel Moirot, pensent que l'origine des cancers est psychosomatique.

Le docteur Moirot affirme, et tente de démontrer, que le cancer est une autopunition et une autodestruction commandées par le système immunitaire.

Ces observations rejoignent une observation rapportée en Mai 1991 dans " Science et Avenir ". Des chercheurs de l'université de l'Ohio aux États-Unis ont analysé l'effet du stress sur des étudiants. Après une période chargée en examens universitaires, les cellules NK (chargées de détruire les cellules cancéreuses dans le sang), tombent au plus bas. Ces cellules sont des globules blancs qui doivent tuer les cellules cancéreuses ou infectées par un virus.

Chez les étudiants stressés par des examens dont dépend totalement leur avenir, le taux de cellules “ tueuses ” NK (natural killers), descend très bas, et n'est pas suffisant pour débarrasser l'organisme de cellules anarchiques et cancéreuses.

Le docteur Moirot observe que des religieuses, suivies dans des couvents, ne fument pas, mais développent cependant de fréquents cancers du larynx... Il présume que les religieuses font des cancers quand des stress très importants viennent se greffer dans le vécu de certaines personnalités “ fragiles ” ou “ hypersensibles ”.

Je le cite : *“...il me semble que la conclusion est claire. Quand il y a angoisse, dépression, perte du sentiment de sécurité : la vie fait peur et l'autosuppression apparaît comme le seul aboutissement souhaitable... il est tout à fait normal que le phénomène “ cancer ” ne puisse être autre chose qu'une inéluctable autodestruction... ”.*

Vous trouverez ci-dessous des références, vous permettant d'approfondir vos connaissances sur le cancer. Notre objectif n'est pas de prendre parti, ni de soigner, mais d'informer.

**Sites spécialisés :**

www.breast.cancer.ca

De nombreuses pages sont consacrées aux thérapies alternatives.

www.cancer.ca

Site de la société canadienne du cancer.

www.breastcancer.org

Un site américain dirigé par des médecins et des femmes atteintes du cancer du sein.

### Adresses de médecines complémentaires

**GRETAC**. Groupe d'études des thérapeutiques alternatives et complémentaires, 26 chemin de la plaine, 09000 Saint Jean de Verge.

**CODEMA**. Collectif pour la défense et l'évaluation des médecines alternatives. La Grande Chouannière, 72170, Ségrie.

**FIPIAD**. Association internationale pour la prévention, l'information sur les alternatives possibles et l'avancement des connaissances en matière de santé. 3 rue des Capucins, 92190 Meudon.

### Institutions nationales officielles

**Ligue Nationale contre la Cancer.** 1 Avenue Stephen-Pichon, 75013 Paris – Tel. 01 44 06 80 80

**ARC**. Association pour la recherche sur le cancer. B.P 300, 94801 Villejuif, Tel : 01 45 59 59 59. Après des années d'égarements, l'Association a retrouvé la droite ligne de sa vocation.

### Centres spécialisés

**IGR** : Institut Gustave Roussy, 39 RUE Camille Desmoulins, 94800 Villejuif. Tel. 01 42 11 42 11

**Institut CURIE** : 26 rue d'Ulm, 75005 Paris. Tel : 01 43 29 02 03

**Lectures conseillées**

Prévenir le cancer du sein, Pr H. Joyeux, Editions François-Xavier de Guilbert

Tout savoir sur le cancer, Dr Philippe Lagarde, Editions Favre

Ce qu'on vous cache sur le cancer, Dr Philippe Lagarde, Editions Favre

Médecine prédictive, Dr Alain Cornic, Editions Albin Michel

Vérités sur le cancer, Dr Laurent Schwartz, Editions Hachette

Revue : Alternative Santé - l'Impatient. Vente en kiosque

# CHOLESTÉROL

Il existe deux types de cholestérol :

- **LDL : mauvais cholestérol**
- **HDL : bon cholestérol**

Le problème n'est pas réellement votre niveau de cholestérol total mais celui de votre cholestérol LDL. Son taux devrait être en dessous de 1,60 g/l.

Par contre, le HLD (bon cholestérol) doit se situer au dessus de 0,40 g/l.

Les Triglycérides doivent se situer entre 0,4 – 1,7 g/l.

Le taux de Cholestérol total est sujet à divergences dans le milieu médical du monde entier. Certains spécialistes français le calculent de la façon suivante :

Cholestérol total : 2, ..... (Mettre le chiffre de votre âge)

Si vous avez 40 ans, votre taux ne doit pas dépasser : 2,40 g/l

Ne pas dépasser 2,90 g/l semble prudent pour tous les âges.

Ces valeurs sont exprimées en anciennes unités. Les nouvelles unités de mesure sont dites “ unités internationales ” mais ne sont pas encore bien maîtrisées par les patients.

Pour toutes les analyses de sang, seuls un biologiste ou un médecin sont en mesure de les interpréter.

### Conseils et prévention nutritionnelle

Mangez beaucoup de poissons gras d'eau froide, genre saumon, ou mieux supplémentez-vous en extraits d'acides gras essentiels, les capsules d'omega-3 étant les plus faciles à se procurer dans toute la Communauté européenne.

Vous en trouverez dans toutes les pharmacies, les parapharmacies, les magasins de diététique ainsi que par correspondance dans des laboratoires spécialisés dans la fabrication de suppléments alimentaires.

Réduisez votre consommation de matières grasse d'origine animale, ainsi que les sucres rapides (morceau de sucre, pâtisserie, boissons-soda), et tous les grignotages sucrés entre les repas.

Surtout, faites régulièrement une activité sportive, au moins 3 heures par semaine. Marchez le plus possible, refusez d'utiliser les escaliers mécaniques dans les transports, métro, grands magasins... En moins de 6 semaines, votre taux se réduira significativement de lui-même.

## Du bon soya = du bon cholestérol ?

Au cours du 41e Congrès de l'Américan Heart Association sur la prévention des maladies cardiovasculaires, une recherche non encore publiée, rapporte qu'un test réalisé sur 60 hommes et 90 femmes âgés de 35 à 65 ans confirme qu'après 12 semaines, le groupe consommant des protéines de soya (soja) affichait une augmentation de 4,7 % de son taux de HDL (bon cholestérol) en comparaison au groupe qui ne consommait qu'un placebo.

En résumé, le soya n'est pas seulement bon pour ceux qui souffrent d'hypercholestérolémie, en supplément des médicaments prescrits par le médecin. Il peut améliorer le taux de lipide " normal " et ainsi diminuer le risque de maladie cardiaque. La revue " Ann. Pharmacoter " de Juil/Août 2000 consacre un passionnant article sur les protéines de soya.

# CONSTIPATION

## Définition médicale

En Occident, la constipation se définit comme l'émission difficile de selles dures et sèches. Dans le cadre d'une alimentation classique, moins de trois selles par semaine, correspondent à une constipation dont vous devez parler à votre médecin.

Après une opération chirurgicale, le transit intestinal peut mettre 4 jours ou plus avant de reprendre. En dehors de cette situation exceptionnelle, l'émission des selles doit se produire une fois par jour.

L'origine la plus fréquente de la constipation est alimentaire. Un manque d'exercice, le stress, un changement alimentaire temporaire, un long voyage en voiture ou autre transport assis, l'anxiété, des hémorroïdes, des fissures anales, et surtout une alimentation ne contenant que peu ou pas du tout de fibres alimentaires, apporteront des troubles.

Les fibres insolubles, les légumes, les fèves, le riz brun, le blé, l'orge, le millet, agissent comme une éponge dans les intestins. Si vous en consommez régulièrement et que vous êtes constipés, buvez beaucoup. En ajoutant de l'eau, cette " éponge " deviendra molle et " circulera " plus facilement.

Il était de notoriété chez les Anciens que manger des pommes aide à éviter la constipation. La pectine de la pomme stimule le péristaltisme intestinal.

Certains médicaments, ou des pathologies graves (obstruction intestinale ou diverticules) peuvent constiper. Informez-vous en lisant la notice contenue dans la boîte de votre médicament, et parlez-en à votre médecin.

Le New Medical Journal of Medicine (1998) reprend une

étude qui montre que la constipation chez les enfants pouvait être causée par une intolérance au lait de vache. Pourquoi pas chez les adultes qui en boivent ?

Une de mes connaissances, très âgée, consomme depuis de nombreuses années une spécialité 100 % végétale associant de la poudre de Quassia (diurétique), de la poudre de Cascara pour son pouvoir laxatif avec du charbon végétal pour absorber fermentations et gaz intestinaux. Je pensais cette spécialité disparue depuis longtemps. Mais si celle-ci se trouve encore sur le marché pharmaceutique, c'est que les utilisateurs en sont satisfaits. Dans le cas contraire, je ne pense pas que le laboratoire continuerait à la fabriquer !

## Solutions traditionnelles non médicales

Nos grands-mères consommaient des graines de Psyllium, que vous trouverez sans difficulté chez votre pharmacien. Les graines se mélangent dans un grand verre d'eau ou de jus de fruits. Un verre de jus de pomme de qualité “ biologique ” est une bonne association.

Ne pas poursuivre dès que le transit est rétabli, et suivez bien les indications portées sur la boîte. Le pharmacien ou l'herboriste vous seront de bon conseil. Un correspondant Suisse m'informe qu'il utilise une cuillérée à soupe de graine de Lin (interdite en France) qu'il laisse macérer dans de l'eau avant de l'absorber. Dans tous les couvents, on peut encore trouver de la Rhubarbe (Rheum officinale) dans le jardin potager. La racine et la tige cuites avec méthode sont très efficaces. Ma grand-mère faisait de la compote de Rhubarbe, d'une étonnante efficacité. Vous en trouverez dans les boutiques diététiques. Si la constipation vous surprend en voyage, pensez au suppositoire à la glycérine : rustique mais efficace à court terme.

ATTENTION : Le séné et l'aloès sont potentiellement très dangereux et ne doivent pas être utilisés en automédication.

## Le lavement

Au XIXe siècle, les constipés utilisaient un " bock ", récipient muni d'un tube terminé par une canule, utilisé pour les lavements. Fixé au mur en hauteur dans les toilettes, sa contenance de 1 ou 2 litres (!) permettait d'injecter de l'eau tiède pure ou additionnée de tisanes choisies. On trouve encore ces récipients en pharmacie.

Quatre siècles avant J.-C, Hippocrate recommandait de nettoyer l'intestin en cas de fièvre. De nos jours, le Dr Jensen nutritionniste américain et la doctoresse suisse Kousmine recommandent encore cette pratique.

Depuis une dizaine d'années en France, on assiste à l'arrivée d'une technique moderne du " bock " nommée *hydrothérapie du côlon*.

L'irrigation du côlon est l'un des principes de base des médecines naturelles.

L'irrigation n'est pas pratiquée dans les cas suivants : ulcères intestinaux ou perforation digestive, intervention récente du colon, tumeur cancéreuse du colon en phase évolutive, hypertension non contrôlée, hémorroïdes en phase aigue. (Source : Confédération Canadienne des hygiénistes certifiés du colon. – site Internet : www.cchcc.ca).

L'irrigation colonique est une technique visant à nettoyer le côlon en douceur. Le praticien y fait circuler de l'eau filtrée au moyen d'une canule stérilisée, à double conduit. Celle-ci permet à la fois à l'eau d'entrer, et aux déchets d'être expulsés dans un tuyau scellé, de telle sorte que le traitement est inodore. Pendant que l'eau circule, le praticien procède à des massages abdominaux, qui ont pour effet de déloger les dépôts coloniques sans effort de la part du patient. Une séance dure environ 45 minutes.

Le rétablissement de la flore intestinale s'effectue par une instillation rectale et une prise régulière de bactéries pour prévenir tout déséquilibre.

## Les effets de l'irrigation

Sensations de bien-être, détente, esprit plus clair, sommeil récupérateur, immunité renforcée...

En favorisant la désintoxication, elle contribue à un retour à une meilleure santé. Il semble que l'action se fait sentir sur l'obésité, la mauvaise digestion, la paresse intestinale, l'aérophagie, la colite, les diverticules, les parasites et candida albicans...

La sécurité du patient est assurée par la stérilisation des instruments, l'approche personnalisée et très délicate en raison des conditions de traitement, la qualité de l'eau pure, filtrée sans polluants. Au Québec, la majorité des compagnies d'assurances remboursent les actes des Hygiénistes membres d'une association reconnue.

## Le son

Il peut être utilisé dans les constipations occasionnelles. La constipation chronique peut cacher de nombreuses pathologies que seuls le médecin, ou le gastro-entérologue, diagnostiqueront. Vous ne devez pas utiliser le son sous toutes ses formes si vous êtes atteint de rectocolite, de maladies de Crohn, d'une occlusion intestinale, de diverses douleurs au ventre, d'insuffisance respiratoire. Dans tous les cas, interrogez votre médecin ou votre pharmacien.

La constipation occasionnelle, suite à un récent changement alimentaire, ou à un long voyage en voiture, peut être soulagée avec un peu de son de blé.

Vous en trouverez en diététique et en pharmacie.

Biostinal (labo Medinat.-34200 Sète) à base de son de blé de culture biologique.

Infibran granulés (Laboratoire Tradiphar). Granulés au son de blé. Vendu exclusivement en pharmacie.

Hepaclem, dragées composées de plantes. Vendu en pharmacie.

### Hygiène personnelle

Vous pouvez préserver votre flore intestinale, particulièrement si vous devez suivre des traitements d'antibiothérapie. Si vous vous sentez “ patraque ” ou si vous avez souvent pris des antibiotiques, vous ne risquez rien de vous nourrir de *pré* et de *probiotiques*. Parlez-en à votre médecin. Le plus souvent, il vous conseillera d'absorber des souches bactériennes probiotiques contenant le plus possible des Enterocococcus, Bifidobacterium, Lactobacillus. Ainsi que des prébiotiques : fructo-oligosaccharides.

Les probiotiques sont des micro-organismes vivants qui, une fois ingérés en nombre suffisant, exercent une action bénéfique sur votre organisme.

Les probiotiques peuvent être utilisés dans le cadre de traitements médicaux, mais leur activité n'est pas basée sur une activité pharmaceutique.

Les bénéfices des probiotiques les plus souvent évoqués, sont multiples. Cependant, si certains de ces bénéfices sont définitivement établis, d'autres apparaissent clairement mais doivent encore être validés scientifiquement

Les souches bactériennes les plus utilisées sont les suivantes.

1- Bifidobacterium infantis
2- Bifidobacterium lactis
3- Bifidobacterium longum
4- Enterococcus faecium
5- Lactococcus lactis
6- Lactobacillus acidophilus
7- Lactocaccilus casei
8- Lactobacillus plantarum
9- Lactobacillus rhamnosus
10- Lactobacillus salivarius.

Que nous apportent ces principales souches bactériennes ?

Renforcement du système immunitaire,
Réduction des effets néfastes des antibiothérapies,
Prévention des allergies,
Réduction de l'intolérance au lactose,
Prévention des diarrhées d'origine diverse
Prévention des infections microbiennes,
Prévention des maladies inflammatoires chroniques
Détoxification et protection des toxines,
Amélioration de l'absorption des vitamines et minéraux,
Synthèse des vitamines.

**Où se procurer des souches de qualité ?**

Il ne fait aucun doute que vous les trouverez, après contrôle médical, chez votre pharmacien qui possède toutes les compétences pour vous conseiller. Il possède également en rayon les souches dont nous venons de parler.

Nous vous indiquons ci-après, les laboratoires spécialisés que nous avons repéré :

Lactospectrum
Laboratoires Le Stum, BP 543 – 56105 Lorient Cedex France. Tel : 02 97 88 15 88 – Fax : 02 97 88 01 55 – E-mail : labo.lestum/wanadoo.fr

Prolactik sachet
Laboratoires OLIGO-PHARMA, 22 rue Brochant, 75017 PARIS. Tel/ 01 53 06 65 00 – Fax 01 53 06 65 07

Gélules Spevin (cassia & cascara) chez votre Pharmacien.
Phytoclem Fructo Enzymes et ferments lactiques, en pharmacie.

Ces informations ne constituent pas une publicité.

# CROHN (maladie de)

## Desciption médicale

La maladie de Crohn est une inflammation chronique du tube digestif de la bouche à l'anus. Les lésions sont situées généralement à la jonction de l'intestin grêle et du gros intestin, sur une partie nommée iléon.

Cette maladie peut se manifester à tout les âges de la vie, mais touche davantage les jeunes adultes ou les adolescents d'une part, et de l'autre les personnes de plus de 60 ans.

L'intestin grêle, d'une longueur de plus de 6 mètres et d'une surface de plusieurs centaines de $m^2$, n'a pas comme seul rôle de digérer les aliments.

Le Docteur Georges Pourtalet, qui exerce une double activité de médecin et de chirurgien à Paris, écrit dans son livre aux Editions de Dauphin :

*"... les diverticules sont de petites zones de moindre résistance de la paroi de l'intestin, qui sous la pression qui s'exerce à l'intérieur du tube digestif afin de faire avancer le bol alimentaire, se transforment en petites " hernies " ressemblant sur les radiographies à de petits champignons... Je pense que les sécrétions enzymatiques jouent un grand rôle... L'alimentation basée sur les fibres est dangereuse, puisque ces dernières utilisent et absorbent beaucoup moins ces sucs que les aliments tels que le riz, les pâtes, la semoule, le pain que l'on vous interdit... Un jus d'orange le matin à jeun, non seulement vidange votre estomac des sucs " remontés " pendant la nuit, mais en fait sécréter d'autres.*

Dans son livre, le Dr Pourtalet conseille de ne pas absorber de liquides à jeun. Il illustre ses conseils par une anecdote :

“ *...C'est pourquoi nos amis anglais qui apprécient plus les sauces sucrées que grasses et qui consomment beaucoup de thé, ont de plus en plus de colite.* ” Tous ces conseils valent autant pour la colite, les diverticules et la maladie de Crohn. Nous reviendrons plus loin sur les mauvaises habitudes tels le yaourt en excès ou le “ fameux ” jus d'orange qui n'apportent rien ou, si peu, de vitamine C. Les inconvénients sont plus nombreux que les avantages. Si vous souhaitez absorber de la vitamine C, demandez à votre pharmacien, ou à votre maison “ Diététique ” qui en dispose sous toutes les présentations possibles, de la vitamine de synthèse à l'extrait naturel de cerise d'Acerola ou d'Arbousier.

Toujours dans le même ouvrage, le Dr Pourtalet conseille certaines règles alimentaires. Son expérience de chirurgien lui a permis de constater les bienfaits de sa “ méthode ”.

1°) Le matin au réveil, ne jamais boire, même pas un verre d'eau. Il faut très vite manger solide, afin que l'aliment puisse, en jouant le rôle d'éponge, absorber les sécrétions digestives présentes dans l'estomac, la plupart du temps.

2°) Aux repas, il faut avoir un bol alimentaire consistant, donc associer des aliments à des fibres (légumes verts) à des aliments absorbants (tous les féculents). Quand aux sucres rapides, il faut les absorber en fin de repas. Leur absorption et l'arrivée dans les intestins seront ainsi “ moins rapides ! ”.

## Les symptômes

L'iléon est touché et provoque des douleurs abdominales spasmodiques douloureuses.

## Solutions complémentaires alternatives

Des suppléments en vitamine B9 et vitamine B12 peuvent aider à compenser les inconvénients des irritations, ou des petites hémorragies. Parlez-en à votre médecin pour qu'il vous conseille utilement. Ces vitamines se trouvent dans beaucoup d'aliments mais dans la maladie de Crohn les patients ont tendance, du fait même de la maladie, à manger souvent un très petit nombre d'aliments. Les carences peuvent alors s'installer.

Les acides gras oméga-3 que l'on trouve dans l'huile de certains poissons, ont des propriétés anti-inflammatoires pouvant être bénéfiques.

Le monde entier connaît le principe des antibiotiques. Peu en connaissent la signification. Le mot en lui-même apporte une réponse :

Anti = contre
Bios = vie

Anti-vie. Ce médicament a pour vocation de détruire la vie, bonne ou mauvaise. La médecine l'utilise pour détruire les invasions microbiennes qui envahissent le corps humain. Sur sa lancée, l' " anti-vie " détruit quelques organismes utiles à la santé. Mais le jeu en valait bien la chandelle pour ne pas mourir de l'infection. N'oublions pas qu'il y a à peine 50 ans, dans nos régions, mais encore actuellement dans beaucoup de pays défavorisés, on pouvait encore mourir d'une angine mal soignée, ou bien d'une méningite banale.

Il existe aujourd'hui dans le commerce des probiotiques :

Pro = avec
Bios = vie

Lisez le chapitre " Constipation " vous y trouverez les éléments pour vous procurer, après diagnostic médical, des " pré " et des " probiotiques ".

# DIABÈTE ET PRÉ-DIABÈTE

Pour commencer, voici un chiffre qui vous en dira plus que toutes les théories sur le sujet.

En France, la consommation de sucre pur est passée de 5 kilos par an et par habitant il y a un siècle, à plus de 40 kilos aujourd'hui. Si vous admettez ce chiffre, vous pouvez refermer ce livre, car vous savez ce qu'il vous reste à faire si vous ne voulez pas dépendre de l'insuline !

Le diabète touche approximativement 5 % de la population des pays occidentaux. La France compte environ 3 millions de diabétiques. Il faut y ajouter les pré-diabétiques, ceux qui sous prétexte d'hypoglycémie, grignotent une bonne partie de la journée ! Ajoutons ceux qui sont déjà diabétiques et qui ne le savent pas encore...

En dehors de cas d'origine familiale (héréditaire), les causes sont souvent d'origine alimentaire. Dans ces cas, il y a sûrement quelque chose à faire.

La maladie ne débute jamais soudainement. Elle s'installe progressivement au cours des années. La production de l'insuline s'épuise progressivement.

<u>Les trois causes principales sont, selon les études actuellement disponibles :</u>

Excès de sucre pur

Insuffisance de fibres alimentaires

Aucune activité sportive.

<u>Le sucre :</u> réduire totalement tous les sucres, y compris les sucres naturels, le miel, la confiture... au petit déjeuner. Méfiez-vous des produits “ régime pour mincir ”. Ils axent souvent leur argumentation publicitaire sur le “ sans graisse ”

ou le taux de lipides très bas. En revanche, ils passent pour la plupart, sous silence, le taux de “ glucides ” c'est-à-dire de sucre. Certains yaourts ou crèmes contiennent des taux de 15, 20, 25 grammes de glucides ! Peut-être n'évaluez-vous pas ce que cela représente. En fait, un morceau de sucre blanc pèse 5 grammes.

Quand votre pot de yaourt, ou votre crème, contient 15 grammes de glucides, vous consommez l'équivalent de 3 morceaux de sucre ! Le corps a les moyens de digérer et d'éliminer les graisses absorbées. Le corps en a pris l'habitude depuis des milliers d'années. Pour ce qui concerne la consommation du sucre et particulièrement des sucres industriels, le phénomène est trop récent pour que l'organisme ait eu le temps d'apprendre à les neutraliser.

Dans quelques milliers d'années peut-être. En attendant faites votre choix : abstinence de sucre industriel, modération soutenue, ou insuline !

Pensez à adopter un petit déjeuner complet que votre nutritionniste ou votre endocrinologue vous aura concocté sur mesure. Mangez des aliments à fibres qui permettront une diffusion lente du glucose.

Vous pouvez vous complémenter (parlez-en à votre médecin) en picolinate de zinc (30 mg ), en vitamine B6 mélangée dans un complexe de vitamines B. Du magnésium chélaté vous sera également utile dans le but de protéger la fonction endocrine du pancréas.

## Quels sont les différents diabètes ?

La médecine classe le diabète en deux catégories :

Diabète de type 1 : des injections quotidiennes d'insuline sont obligatoires. Le médecin fixe les doses à s'injecter en fonction du taux de sucre dans le sang.

Diabète de type II, non insulinodépendant : il touche environ 90 % des personnes souffrant du diabète. Ce type de diabète se caractérise par une production insuffisante d'insuline par le pancréas, ou encore par une production suffisante d'insuline que le corps ne parvient plus à utiliser pour métaboliser le sucre.

## Diabète et stress

On observe fréquemment des exemples de diabète survenus immédiatement après un choc violent. Le plus étonnant a été le cas d'un jeune enfant qui s'était fait renverser par une voiture en sortant de l'école. Spectaculaire mais sans gravité, l'accident serait resté une anecdote de famille si l'enfant n'avait eu un grave malaise trois jours après. Le diagnostic fut brutal : diabète insulinodépendant.

Un autre exemple, très fréquent, déclenché par un comportement alimentaire. Un garçon, âgé de 16 ans, est allongé depuis plusieurs heures sur une plage très ensoleillée de la côte d'Azur. Ecrasé par la chaleur, il décide de se lever et de boire une bouteille de soda glacé et sucré. La bouteille en partie consommée, le malaise se manifeste par une perte de connaissance totale. Il est sauvé sur place par les pompiers. Diagnostic de l'hôpital : diabète insulinodépendant.

## Peut-on éviter le diabète ?

Il faut mettre toutes les chances de votre coté. Si vous avez des antécédents familiaux, les médecins s'accordent à reconnaître que vous devez redoubler de vigilance. Maintenez votre niveau de poids constant et surveillez les variations sur votre bascule. Faites beaucoup de marche et d'exercices sportifs. Si vous êtes déjà dans la catégorie Diabète type II, il est possible de prévenir les différentes complications possibles (rétinopathie, neuropathie, cataracte, néphropathie) .

Le corps médical estime que certains nutriments peuvent être utilisés pour diminuer les risques de diabète de type II. Pour le diabète type I, une amélioration de l'état permet parfois de pouvoir réduire les doses d'insuline. Ces compléments doivent êtres soumis au médecin qui vous suit, afin d'éviter des réactions surprenantes pour lui et dangereuses pour vous.

En ce qui concerne le diabète type I, il n'y a pas de risque à être en meilleure santé !

Dans les diabètes de type II, la consommation de suppléments peut sensibiliser vos récepteurs pour vaincre leur " résistance " à l'insuline. On peut citer :

• Le minéral Chrome (picolinate ou polynicotinate) qui régule le taux de glucose.

• Une herbe de la pharmacopée Indouiste Ayurvediste, Gymnema Sylvestre, qui a permis de réduire les besoins en insuline de diabétiques de type I, et les dosages en médicaments hypoglycémiants de diabétiques de type II dans plusieurs études contrôlées. Certaines études laissent supposer que le Gymnema a la capacité unique d'améliorer la fonction du pancréas en aidant à régénérer les cellules bêta, productrices d'insuline !. (www.supersmart.com) Avril 1999.

## Des lentilles

" Des lentilles pour contrôler le diabète. " C'est sous ce titre que le passionnant magazine " Sciences et Avenir " de juin 2003 révélait une très importante information pour le contrôle du diabète. Je cite : " *Des chimistes de l'université de Pittsburgh (Etats-Unis) travaillent à intégrer des cristaux photoniques à des lentilles de contacts. Ces cristaux changent de couleur au contact du glucose. Une couleur pourpre trahit de fortes concentrations. Du rouge, des taux plus faibles. Du vert signale que tout va bien. Le diabétique n'aura plus qu'a examiner la couleur de ses yeux dans un miroir pour connaître son taux de diabète."*

Cette information est capitale pour les diabétiques, mais surtout pour la majorité de ceux qui doivent surveiller un taux de sucre limite, et qui ne souhaitent plus avoir à se piquer les doigts plusieurs fois par jour pour analyser les sang. Je pense en particulier aux enfants.

## Conseils alimentaires

Ce que vous ne devez pas consommer :
- le sucre, la confiture, le miel,
- les gâteaux (même ceux faits maison) et toutes le pâtisseries,
- l'alcool,
- pas de vins ; pas d'apéritifs ; pas de liqueurs,
- pas de fruits secs (dattes, figues, abricots, bananes séchées).

## Compléments alternatifs

Parlez-en à votre médecin pour obtenir son aval.

Oligo-éléments : Zinc, Nickel, Cobalt (en pharmacie exclusivement en France).

Tisanes : cosses de haricots, et chicorée, en alternance (un jour l'un, un jour l'autre). A consommer en décoction. Votre pharmacien vous indiquera les proportions. Ne consommez que des plantes de qualité ; à l'exclusion de toutes provenances douteuses.

# FATIGUE CHRONIQUE

Le syndrome de la fatigue chronique n'a qu'une vérité : la personne qui en est atteinte est véritablement fatiguée. Il me semble que le nom de la maladie a été inventé pour rassurer les patients et leur faire croire que l'on peut les soigner. En réalité, l'état est permanent, la “ maladie “ nouvelle, les causes probablement diverses, et le médicament pas prêt d'être mis au point.

Le syndrome de la fatigue chronique (SFC) est un fourre-tout de symptômes.

Le 24 juin 2003, le quotidien “ le Parisien ” titrait en première page :

## “ Les Français sont fatigués ”

*“ Les Français exténués comme jamais... quel printemps : Guerre en Irak, pneumopathie atypique, écoles fermées, transport en grève, le bac aura- t-il lieu ? Toujours plus de bouchons (circuler se transforme en parcours de combattant principalement dans Paris), attentats à Casablanca, la canicule... ”*

Sans peut-être le savoir, toute l'équipe journalistique a réalisé un très beau résumé du “ syndrome de la fatigue chronique ”. Mieux que les sociologues, médecins et psychologues réunis, leur analyse apporte explications et solutions.

Il y a 20 ans la médecine disait “ c'est psychosomatique ” aux symptômes de l'actuelle fatigue chronique.

Le premier symptôme ressenti est... la fatigue ! Manque d'énergie, envie de dormir ou de s'allonger pour récupérer. Des douleurs musculaires sont confondues avec des douleurs articulaires. Après des prises de sang non significatives, les radios ne donnent pas de preuves d'arthrose ou de pathologies articulaires. Les facultés d'entreprendre, de créer, laissent place à ce qui ressemble à une mini dépression. Le sommeil est fortement perturbé, des maux de tête et des vertiges se manifestent. Le patient fait le tour de tous les thérapeutes, y compris les psychologues, psychiatres, psychothérapeutes...

Pour être reconnue comme " fatigue chronique ", la maladie doit provoquer au moins 6 mois de baisse d'activité estimée à 50 %.

Les causes sont souvent d'origines multiples. Le stress, le manque de repos ou de loisirs, mais aussi une alimentation carencée, ou déséquilibrée, contribuent, tous à la fois, à créer cette poussée d'épuisement.

Pourquoi cette fatigue n'affecte-t-elle le plus souvent les pays les plus industrialisés ?

Probablement parce que les sollicitations y sont plus nombreuses et par voie de conséquence, les frustrations aussi !

Les suppléments nutritionnels sont de précieux alliés à ces symptômes atypiques.

## Compléments nutritionnels sous contrôle médical

Un supplément contenant " oligo-éléments + multi vitamines + minéraux " permettra souvent au sujet de mieux appréhender sa vie. Ce supplément ne peut être pris qu'après examens médicaux complets ayant écarté toute affection grave. Il est souvent prescrit 3 ou 4 fois par jour pour relancer son effet, le patient devait en 4 ou 5 jours retrouver sa joie de vivre.

De même, la médecine utilise la prise d'acides aminés L-Phénylalanine et L-Tyrosine, qui remet à niveau les neurotransmetteurs de la noradrénaline, et de la dopamine (des contre indications sont signalées).

En pharmacie exclusivement vous trouverez une spécialité contenant un précurseur des neuro-transmetteurs au niveau cérébral contenant une substance au nom barbare, le Di-alphacétoglutarate de calcium. Cette poudre orale est un très ancien médicament qu'un médecin retraité coneille pour lutter contre les troubles de la mémoire et de la concentration. Commercialisé sous le nom de « Cétoglutaran », il vous redonnerait la « pêche » et un bon moral à raison de 2 cures de 4 semaines par an. Parlez-en à votre médecin.

Après un bilan du taux de DHEA, le médecin pourrait proposer une faible dose de DHEA de 10 ou 25 mg sur une courte période de quelques mois, dans les pays où ce produit est librement commercialisé.

Dans les autres pays, la prise de Vitamine B5 apporterait un confort aux glandes surrénales en leur permettant de se reposer en cas de suractivité. Prise au coucher, l'effet de cette vitamine en sera meilleur à raison de 1 ou 2 comprimés de 100 mg. A examiner avec votre médecin.

*« Cette vitamine prend part aux métabolismes des lipides, des glucides, et des protides. Il participe à la formation de l'acétylcholine et des stéroïdes surrénaliens. »* VIDAL 1998 p. 201

## Autres recettes avec lesquelles on risque bien peu d'essayer

**La vitamine C** extraite de le cerise d'acerola avec de la poudre de baies d'églantier, de l'extrait de cassis et des bioflavonoïdes de fruits. Vous trouverez ces comprimés en pharmacie ainsi que dans les maisons de diététique et en parapharmacie.

**Le magnésium,** de préférence **marin**, non chimique.

Vous en trouverez dans toutes les boutiques citées dans les autres chapitres. Certaines personnes ne le supportent pas mais si vous respectez les doses conseillées vous retrouverez une super forme.

Le **ginseng**. Prenez-le seul, évitez les mélanges avec d'autres stimulants qui ne servent à rien qu'à augmenter le prix. En gélules ou en liquide, c'est un merveilleux adaptogène qui, régularise le stress, sans vous endormir, mais aussi sans vous exciter. Respectez bien les doses inscrites.

Pensez à la relaxation en salle, mais surtout marchez, faites du jardinage, même sur votre balcon. Le retour à la terre fait circuler des énergies que la science ignore, mais que chacun d'entre nous peut ressentir.

Si les symptômes persistent, il faut absolument consulter, et faire pratiquer des analyses et autres examens nécessaires.

# FOIE

Qui n'a jamais entendu dire : "J'ai le foie malade " ?

Il est prouvé par la médecine contemporaine que le foie n'est pas malade et que la crise de foie est une pure invention populaire.

En dehors de lourdes pathologies (hépatites, cirrhoses, cancer ...), il est vrai que la médecine ne constate pas de modifications significatives en pleine crise de foie. Les traditions populaires affirment, quand à elles, que le foie est bien malade puisque les remèdes de grand-mère que nous ingurgitons dans ces moments-là nous soulagent et semblent soigner une maladie qui n'existe pas !

Certaines maladies peuvent mettre en péril notre vie. Les hépatites B et C en sont des exemples flagrants. Les cirrhoses également.

Les chercheurs tentent de trouver un moyen d'empêcher la mort programmée de nos cellules hépatiques.

L'espoir viendra peut-être de l'équipe d'Axel Kahn qui montre qu'un gène (bcl-2) est capable d'enrayer la mort de nos cellules hépatiques. Ce gène laisse entrevoir la possibilité de mettre au point des thérapies pour lutter efficacement contre les hépatites fulminantes (Bulletin Inserm, Avril 96, n° 51/ Sciences et Avenir, Juin 96).

Si vous avez " la gueule de bois " le matin au réveil, ou les lendemains d'excès alimentaires ou d'alcool, vous pouvez suivre les recettes. Dans les autres cas, consultez votre thérapeute.

L'excès, ou la consommation inhabituelle d'alcool, a tendance à vous déshydrater. Avant de vous coucher, buvez abondamment... de l'eau ! Le matin au réveil, buvez 2 ou 3 verres d'eau de table à température ambiante mais pas en dessous de 20° centigrade.

Vous pouvez boire un citron pressé dans un grand verre d'eau. L'effet en sera renforcé.

### Les miracles du Chardon-Marie

Le Chardon-Marie possède de petites graines miraculeuses...

On extrait de ces graines, une substance nommée *silymarine*. La *silymarine* peut être utilisée dans tous les désordres hépatiques. Depuis les excès de table jusqu'aux différentes hépatites, en passant par les intoxications au paracétamol et les maladies alcooliques du foie. Des études récentes laisseraient penser que la silymarine contribue à inhiber la croissance et la prolifération des cellules cancéreuses.

Son utilisation dans le traitement de la jaunisse date de plus de 2000 ans.

En cas d'empoisonnement (heureusement très rare) par l'amanite phalloïde, la silymarine diminuerait les lésions hépatiques produites par le champignon. Le taux de mortalité s'en trouverait réduit.

Vous en trouverez des extraits en maison de « régime », sous différentes marques. Votre pharmacien vous en proposera en comprimés dragéifiés et commercialisés sous le nom de « Legalon ». Evitez tout de même de consommer des champignons vénéneux, et demandez conseil à votre pharmacien qui connaît et identifie tous les champignons.

# GRIPPE

Si vous avez pour habitude de vous faire vacciner chaque année contre la grippe et que ce procédé vous apporte satisfaction, c'est-à-dire que vous passez à travers l'épidémie sans l'attraper, ce chapitre ne vous concerne pas. Vous êtes bienheureux et vous avez fait le bon choix. Par contre si malgré le vaccin vous attrapez la grippe, ou si vous voulez vous débrouiller seul(e) je vous encourage à lire ce chapitre qui vous proposera des solutions complémentaires.

La grippe est une maladie virale qui affecte l'ensemble de l'organisme, mais tout particulièrement les voies respiratoires. Les virus sont différents chaque année. Certains virus nous affectent très peu, d'autres peuvent êtres très dangereux voire mortels (la grippe espagnole du début du XXe siècle).

La grippe est très contagieuse. Dans les grandes villes, une personne atteinte peut contaminer jusqu'à 80.000 personnes par jour !

Les personnes âgées, les jeunes enfants, les personnes avec une faiblesse immunitaire importante, ainsi que les femmes enceintes sont les plus vulnérables et risquent des complications graves. Si vous appartenez à un de ces groupes, il peut être nécessaire de vous prémunir. En cas d'atteinte par la maladie, il est urgent de se rendre chez son médecin.

## Comment renforcer son système immunitaire ?

De toute évidence, il faut préserver nos défenses immunitaires en évitant les stress répétés et prolongés.

Consommez des aliments frais, évitez les aliments raffinés ou trop riches en graisses animales.

Les conseils les plus fréquemment notés sont les suivants :

• Consommez des aliments frais et riches en :

Vitamine A
Vitamine B (toutes) mais principalement, B6. B9. B12
Vitamine C
Vitamine D
Vitamine E
Bêta-carotène et lycopène
Sélénium

• Supplémentez-vous en compléments que vous trouverez dans les boutiques spécialisées ou chez des distributeurs de vente directe.

• Consommez des algues en comprimés : Chlorella, Spiruline, Laminaria Digitara, Lithothamne.

Certaines spécialités contiennent algues, ginseng, oligoéléments, antioxydants, et bactéries lactiques pour favoriser l'assimilation.

La fatigue, l'alcool, le tabac, les excès de café et les boissons gazeuses sucrées favorisent généralement le développement des germes et virus.

Les bactéries et virus trouveront un terrain propice à leur développement dans un intestin affaibli. Il faut le savoir : l'immunité prend forme dans les intestins. Particulièrement dans l'intestin grêle. C'est à la sortie de l'estomac tout au long du “ grêle ” jusqu'à l'entrée du gros intestin, que vos aliments se transforment et pénètrent dans le sang. Tous les élèves de classe terminale “ section scientifique ” le savent. Si cette partie du tube digestif ne remplit que partiellement sa fonction, les virus et bactéries se multiplient, et colonisent, nez, gorge, oreilles, poumons, et épuisent les défenses biologiques.

Pour préserver votre immunité, vous devez avoir l'alimentation la plus saine possible et éloigner de votre vie tabac et alcool.

## Homéopathie

Les homéopathes conseillent en période hivernale de prendre une dose de Influenzinum 9 CH, une fois par semaine au réveil 1/2 heure avant de manger. Laisser les petites granules fondre sous la langue. La souche homéopathique doit être impérativement préparée avec le vaccin de l'année. Cette souche est considérée par les homéopathes comme un vaccin homéopathique. Une fois par semaine, il est conseillé de prendre dans les mêmes conditions Oscillococcinum : cette souche est prise dès les premiers symptômes de la grippe.

Si les yeux larmoient, 1 dose d'Influenzinum 9 CH par semaine, 2 fois de suite soulagera considérablement.

Drainer avec un complexe homéopathique, L 52 en pharmacie. Respectez les doses conseillées par le laboratoire, en prenant toutes les heures quelques gouttes de L52 dans un peu d'eau. Votre grippe ne devrait pas durer. Pour les enfants, demandez conseil à votre thérapeute habituel.

## Aromathérapie

Les adultes peuvent se frictionner le dos et la poitrine avec de l'huile essentielle d'Eucalyptus : mélangez une vingtaines de gouttes à de l'huile camphrée que votre pharmacien vous fournira.

## Inhalations

Il s'agit d'une ancienne pharmacopée qui a prouvé son

efficacité. On trouve en pharmacie, Perrubore et Balsofumine. Associer les vapeurs de Perrubore et les essences de Balsofumine est une excellente solution pour venir rapidement à bout des rhinites, sinusites et autres encombrements respiratoires, à condition de ne pas sortir dehors après les inhalations. Cette pratique est compatible avec tous les traitements que le médecin peut vous conseiller. Peu de médecins s'opposeront à la prise d'inhalations ou de cataplasmes lorsque vous leur en parlerez. Retrouvez les bons réflexes de vos parents ou grands parents qui soignaient toute la famille de cette façon.

# HYPERTENSION

Ce chapitre concerne exclusivement les hypertensions légères, modérées, ou occasionnelles. Les hypertensions sévères et brutales doivent impérativement êtres traitées par les médicaments chimiques classiques et prescrites par un médecin.

Si votre tension est normale, ou si votre médecin juge que pour le moment il n'y a pas d'urgence à vous prescrire un hypotenseur, vous pouvez tenter de suivre les conseils de bon sens qui vont suivre. Cela vous évitera peut-être de vous trouver un jour obligé de suivre une prescription plus contraignante.

Il n'y a pas que l'excès de cholestérol ou des triglycérides !

Sciences et Avenir de Juin 1996 rapporte que le 11 avril 1996, The New England Journal of Medicine informait les médecins anglais d'une enquête canadienne qui confirmait que des taux excessifs d'insuline sanguin à jeun augmentaient le risque d'angine de poitrine ou d'infarctus du myocarde.

## Quelle bonne tension ?

Comme vous le savez, si votre tension se situe à 12/8 vous vous situez à la limite de l'hypotension. Vérifiez à nouveau dans quelques jours.

Vous êtes à 13/ 7,5, votre tension est dans la moyenne.

Vous êtes à 14/8, votre tension est dans une moyenne supérieure à contrôler.

Vous affichez entre 14/9 et 15/9, votre tension est élevée ; vous devez consulter rapidement un médecin.

Si vous ressentez les symptômes suivants, ce sont des

symptômes d'hypertension. (d'après la fiche hypertension. " reseauproteus.net ").

Dés le matin, maux de têtes localisés au niveau de la nuque.

Vertiges ou bourdonnements d'oreille.

Palpitations.

Saignements de nez.

Confusions ou somnolence.

Engourdissements ou fourmillements dans les pieds et les mains.

La sédentarité, l'âge, l'alimentation, l'obésité, le stress... sont des facteurs de risque.

Les conseils alimentaires suivants sont de bon sens :

Limiter la consommation de sel, mais privilégier les aliments riches en potassium (ne pas consommer de potassium en complément alimentaire sans avoir consulté un praticien ou avoir fait pratiqué un bilan sanguin de votre potassium !!!).

Les aliments les plus riches en potassium sont les abricots, les bananes, les pêches, les pommes,et les pommes de terre mais de nombreux autres fruits et légumes et contiennent en quantité moindre.

Pensez à suivre un régime " Crétois " ou méditerranéen. Ces régimes privilégient les fruits, les légumes, les noix, le poisson, la volaille. Mangez de l'ail pour ses propriétés vasodilatatrices.

Par contre, les viandes rouges, les sucres, les matières grasses, et les graisses cuites (saturées) sont à prohiber.

## Faites de l'exercice

Marchez, montez les escaliers au lieu de prendre l'ascenseur. Pratiquez le vélo d'appartement chaque matin entre 20 et 30 minutes à votre rythme. Après quelques semaines, vous ne pourrez plus vous en passer. Le Dr David Servan-Schreiber affirme que l'exercice peut souvent remplacer l'anti-dépresseur.

## Compléments nutritionnels

Plusieurs études, que nous tenons à disposition, ont démontré que le Coenzyme Q10 et l'extrait d'ail standardisé en allicine réduisent la tension artérielle.

Le manque de Magnésium et/ou de Potassium entraîne un déséquilibre de la tension artérielle.

Dans l'alimentation, vous trouverez du Magnésium dans les poissons, la viande, les fruits de mer, pommes et abricots, le chocolat (noir), le riz brun et la bière en contiennent un peu. Limitez la consommation de bière à cause de sa teneur en alcool, mauvaise pour tout le monde. Essayez de préférence une bière biologique sans alcool.

A signaler l'extrait de la plante Uva Ursi, qui est un diurétique naturel et qui permet de réduire l'excès de liquide qui est souvent une cause d'hypertension.

L'Aubépine permet de diminuer la tension nerveuse en plus de son effet cardiotonique naturel.

Les suppléments d'huile de poissons peuvent diminuer et traiter les hypertensions légères. Les huiles les plus riches en acides gras oméga-3 sont issues du hareng, du saumon sauvage, de la sardine ou de la truite.

Nous ne le rappellerons jamais assez : ces médications qui ne sont pas des prescriptions, mais des informations, valent pour des hypertensions légères ou en préventif pour " garder la forme ". Ne prenez pas le risque d'une automédication pouvant aboutir à une paralysie partielle ou totale... Consultez votre médecin.

## Et le psychisme docteur ?

En Février 2000, l'Agence France Presse publiait un communiqué passé totalement inaperçu !

En Finlande, dans la région de Kuopio, une étude à indiqué que 616 hommes suivis, et considérés comme ayant un fort sentiment d'impuissance, avaient, de l'hypertension. Le sentiment d'impuissance se définissait par “ se sentir inutile et être pessimiste sur la réalisation de soi-même et de ses objectifs ”. Cette étude a montré que ceux qui avaient ressenti un fort sentiment d'impuissance pendant les 4 ans du suivi médical avaient eu trois fois plus de risque que les autres de souffrir d'hypertension.

Le Pr Susan Everson déclare : “ C'est une preuve de plus que cet état affecte vraiment la fonction cardiovasculaire. Il s'agit maintenant d'identifier les facteurs hormonaux et physiologiques liant les deux... ”.

# IMMUNITÉ

De nombreuses maladies sont dues à une déficience du système immunitaire. Certaines déficiences sont innées génétiquement programmées dès la naissance, d'autres sont acquises par un rythme de vie intense, une alimentation déséquilibrée ou des chocs physiques ou émotionnels répétés. De nombreux virus, dont celui du sida, dépriment le système immunitaire et, de ce fait, ouvrent la voie à des infections opportunistes. On remarque aussi que les virus de l'herpès et du zona se manifestent souvent à l'occasion d'une grande fatigue ou d'un important choc émotionnel.

Le rythme de vie des citadins, mais aussi des ruraux, est soumis à une intense pression. Ajoutez à cela l'épuisement par excès de tabac, d'alcool, de graisses animales, de colorants, de conservateurs, et bientôt d'OGM (dont personne ne sait réellement quels seront les effets) : le cocktail pour la destruction massive du système immunitaire est prêt.

La presse relate régulièrement le décès de personnes victimes de maladies nosocomiales, d'infections par des germes très virulents résistants aux antibiotiques les plus puissants.

Il faut, plus que jamais, se supplémenter pour aider notre organisme à se défendre et à combattre, s'il y a lieu les germes agressifs. La prise de vitamine C est insuffisante pour se protéger de tous ces maux.

## Comment se protéger

Notre intention est de vous indiquer comment stimuler et renforcer les défenses immunitaires par des végétaux reconnus depuis des siècles pour leur action stimulantes et protectrices.

(sources à disposition) dans les pharmacopées asiatiques. Dans tous les cas, il est recommandé de parler avec votre médecin de votre intention de prendre tel ou telle substance végétale.

**Shi-Ta-Ké** : stimulant immunitaire et anti-viral et hypocholestérolémiant, c'est aussi un stimulant endocrinien. Il contient presque tous les acides aminés essentiels. Il contient de nombreux sels minéraux, ainsi que des vitamines essentielles.

**Astragalus membranaceus** : renforce l'action des défenses de l'organisme, les systèmes cardio-vasculaires, hormonaux, et glandulaires. Légèrement hypotenseur, il est également diurétique.

**Echinacea Purpuréa** : action immunostimulante, anti bactérien et viral. Son action a été étudiée dans l'asthme et les troubles respiratoires. En prévention, il protégerait efficacement de la grippe.

Ses 2 composants actifs sont l'échinacéine et l'échinacoside que l'on trouve dans la racine.

**Uncaria Tomentosa** : immuno stimulante, cette plante augmente le nombre de cellules macrophages ; elle est légèrement anti-inflammatoire et diurétique.

**Ginseng Panax C.A Meyer** : le plus connu de tous. C'est un merveilleux adaptogène, c'est-à-dire qu'il stimule l'organisme, mais il le calme si nécessaire. Il augmente la résistance au travail et à l'effort en général. À faible dose, il soutient la fatigue cérébrale. Pris le matin, il favoriserait le sommeil et le repos nocturne. Selon la pharmacopée chinoise, le ginseng possèderait les vertus suivantes :

Il traite les processus de vieillissement,

C'est un anti inflammatoire des voies urinaires et génitales,

Il permet une meilleure adaptation au stress,

Il stimule l'activité cérébrale et intellectuelle,
Il réduit l'anxiété et soigne les états dépressifs,
Il revitalise et tonifie tout l'organisme,
Il intervient dans l'anorexie et dans divers troubles psychiques de l'enfance,
Il traite l'énurésie,
Il renforce le système immunitaire,
Il combat le mal de l'air.
(Internet. www.chez.com/phytonature/ginseng )

Les chercheurs contemporains ne balaient pas d'un revers de main ces affirmations. Au contraire, ils les étudient, les expliquent et confirment, scientifiquement, l'empirisme des thérapeutes traditionnels.

A ne pas consommer en cas d'hypertension.

**Maitaké** : il est reconnu comme un régulateur de la tension artérielle. Après une maladie, il aiderait considérablement à récupérer.

Certains chercheurs pensent que le Maitaké est le plus puissant des immuno-stimulants (forte teneur en bêta glucan). Comme le Ginseng c'est un adaptogène qui régule les hypo et les hyper pour normaliser les taux sanguins excessifs.

Il pourrait être consommé avec les chimiothérapies et les traitements " sida ", sans contre indications. Parlez-en évidemment à votre médecin.

**Reishi** : de nombreuses études confirment son action (prudence !) anti tumorale, capable de faire régresser certaines tumeurs pulmonaires, et même de limiter l'action des métastases. Des études sérieuses devront, dans la décennie à venir, confirmer ou balayer ces espoirs.

**Rhodiola** : cette plante sibérienne agit sur le stress en permettant à l'organisme de s'y adapter. Elle stimule les défenses immunitaires, améliore la mémoire, et combat la fatigue intellectuelle et sexuelle. Le Rhodiola incite l'organisme à s'adapter au stress.

**Schisandra chinensis** : utilisée depuis la nuit des temps en Chine, au Tibet et en Sibérie, elle fait partie des plantes dites " supérieures " Elle ne présenterait aucun effet secondaire. Elle favoriserait une adaptation biologique et psychologique face aux stress extrêmes de la vie. Le Schisandra apporte la paix du corps et de l'esprit.

www.LaRoyale.com, Tel : numéro Vert- 00 800 29 06 82 76.

www.chez.com peut vous informer.

**Griffe du chat** (cat's claw) : il est contre indiqué en cas de grossesse, d'allaitement, après une opération, ainsi que chez les enfants de moins de 5 ans. Dans tous les autres cas, il serait utile pour stimuler toutes les baisses immunitaires.

**L'élixir du suédois** : c'est à Maria Treben l'illustre herboriste autrichienne, que l'on doit d'avoir remis à la connaissance du public cette très ancienne recette bien connue de tous les herboristes du Moyen Âge. C'est un médecin suédois, Claus Samst qui, au XVIIIe siècle, a donné à cet élixir le nom " Elixir du Suédois ". Claus Samst est mort à 104 ans, non pas de mort naturelle, mais d'une chute de cheval ! A 104 ans sur un cheval : il n'y avait pas meilleure publicité pour son élixir.

Mais que contenait cet élixir ? De la rhubarbe, de la carline, du safran, de l'aloès, de la manne, du camphre, entre autres, mais principalement de la racine d'Angélique qui fortifie l'estomac, désinfecte les intestins, et calme les spasmes digestifs.

*La racine de Carline* a des vertus similaire à l'Angélique. De plus, elle est bactériostatique et diurétique.

*La racine de rhubarbe* entre, elle aussi, dans cette composition. La rhubarbe donne d'excellents résultats en cas de gastro-entérite, mais agit comme laxatif doux. J'ai souvent observé de magnifiques feuilles de Rhubarbe dans les couvents et les monastères. Certains secrets sur les plantes sont encore utilisés en ces lieux...

Des imitations de cet élixir sont en circulation.

En cas de difficulté pour vous en procurer, contacter, si vous le souhaitez, www.chez.com

Laboratoires des Puits Tournants 81000 Querrieu, Tel.03 22 40 15 71.

Vous recevrez par courrier les ingrédients qu'il vous faudra verser dans une bouteille d'alcool.

Une documentation très précise vous indiquera chaque phase de la préparation (très simple).

Commande possible par courrier.

Email : info@labo-puits-tournants.fr

# INSOMNIE

Chacun de nous a connu ou connaîtra dans sa vie une période d'insomnie. Les causes étant multiples, LA solution n'existe pas.

Etudions les multiples causes possibles de l'insomnie. Certaines vous surprendront certainement, mais ne les écartez pas sous prétexte que cette cause ne vous semble pas rationnelle. Observez-vous, et observez votre entourage. La solution à votre problème est peut-être extérieure à vous. !

### *La chambre*

Votre lit est-il au bon endroit ? J'ai constaté qu'il suffit de déplacer légèrement le lit pour que le sommeil se rétablisse dès la première nuit. J'ai pratiqué cette étude de géobiologie des milliers de fois avec un succès sans équivoque. Si votre lit se trouve sur une faille tellurique négative, il faut déplacer le lit et souvent l'orienter tête au nord ou tête à l'est. Si la tête de votre lit se trouve orientée vers le nord, déplacez-la vers l'Est, ou inversement.

Les couleurs de la chambre ne vous conviennent pas ? Optez pour des couleurs pastel, mauve, bleue par exemple.

Si le lit a été acheté d'occasion, l'ancien propriétaire a peut-être imprégné de ses " vibrations " le bois du lit. Ma grand-mère était persuadée qu'il n'était pas bon de dormir dans le lit des autres " ...parce que l'on entre dans leurs rêves " disait-t-elle. Pas si bête !

La personne qui partage votre lit ou la chambre a peut-être un mauvais " feeling " en opposition avec vous.

Vérifiez l'aération et le chauffage. La température doit être inférieure à 20° centigrade l'hiver. Couvrez bien votre corps.

Je conseille fréquemment aux insomniaques de l'hiver, de dormir avec des chaussettes. Le conseil est le même pour les enfants si la pièce est bien ventilée. Lors du sommeil, la température du corps baisse de 1° centigrade (37,5° en journée, 36,5° la nuit).

Refusez de vous endormir devant la télévision. Si vous savez que c'est systématique, allez vous coucher avant d'allumer votre poste.

***Alimentation***

Pas de café après 14 heures. Pas de soda à base de quinquina, extrait de thé, ou caféine. Ces boissons sont excellentes pour rafraîchir et désaltérer. Une consommation répétée de plusieurs canettes dans la journée aura pour conséquence de gâcher la nuit suivante par l'accumulation des extraits toniques chez des sujets sensibles. Les jeune gens, au sommeil profond, ressentiront peu de répercussion sur leur sommeil. Les seniors, au sommeil plus fragile, subiront de plein fouet les conséquences des toniques contenus dans les canettes métalliques de leurs petits enfants !

***Supprimez***

Thé, café, et chocolat.

Buvez peu au repas du soir. Cela vous évitera de vous lever trop souvent et de rechercher le sommeil autant de fois...

***Psychisme***

Evitez les films violents et stressants le soir. N'allez pas vous coucher après une forte contrariété. Marchez pour évacuer l'adrénaline. Ne faites pas de sport d'endurance ou violent le soir. Couchez-vous à heure régulière, même si vous n'avez pas sommeil. C'est bien connu, “ l'appétit vient en mangeant " mais aussi, " le sommeil vient en se couchant ". Le sommeil est un réflexe. S'allonger, fermer les yeux et se laisser aller au rêve ou aux... fantasmes, provoque le sommeil. Pour avoir l'esprit en paix, beaucoup de personnes croyantes prient simplement en confiant leur sommeil et leur âme à la divinité de leur choix. D'autres jouent d'un instrument de musique, ou placent quelques couleurs sur un tableau. C'est un moyen de se consacrer du temps. Toujours rééquilibrant !

Avoir une relation amoureuse, de tendresse, de caresses, ou sexuelle est également un moyen de s'endormir, satisfait(e) d'avoir séduit l'autre.

Si les conditions de santé, et le climat le permettent, marchez dans la rosée du soir. Dans les périodes de chaleur, arrosez vos jambes avec de l'eau fraîche, et couchez-vous sans essuyer les jambes. La douche fraîche des jambes, en partant de mi-cuisse, est très agréable.

## Causes biologiques

Dérèglement du système nerveux, dérèglement hormonal, manque d'exercices dans la journée, repas du soir déséquilibré et insuffisant (manque de sucre lent), d'où réveil par fringale.

En cas de mal de dos, une visite chez l'ostéopathe, peut améliorer le sommeil dès la première nuit. Un matelas confortable en latex naturel apporte souvent un support pour tout le thorax. Il ne faut pas penser que tous les muscles se détendent au cours du sommeil. Certains se détendent pendant que d'autres prennent le relais. Les muscles qui tiennent les côtes et les vertèbres sont dans ce cas.

## Les remèdes

Suivant l'heure à laquelle vous vous réveillez, l'homéopathie vous propose des remèdes. Prenez-le au coucher de préférence 2 heures après le repas du soir. Voir les posologies avec votre médecin homéopathe.

Insomnie avant minuit : Lachesis 15 CH.

Réveil à minuit : Peur de mourir. Aconit 30 CH.

Réveil à 1 h : Crampes. Arsenicum Album 30 CH.

Réveil à 2 h. Très flatulent. Kali Carbonicum 15 CH.

Réveil à 3 h.Amonium Carb. 15CH.

Réveil Variable entre 3 et 5 h. Coléreux. Nux Vomica 15 CH.

Réveil à 4 h. Lycopodium 9 CH.

Réveil à 5 h. Se sent mieux au chaud. Rhus Tox 9 CH.

Réveil à 5 h Sort ses pieds du lit. Sulfur 15 CH.

## Acupuncture

Dans la revue Américaine *Alternative Medicine Revue* un article de 11 pages cite une étude montrant une amélioration objective et subjective de la qualité du sommeil par l'acupuncture dans le cadre de la médecine traditionnelle chinoise. (www.reseau proteus.net/1000maux/insomnie).

La **Valériane**, la **Lavande** et la **Passiflore** favoriseront votre sommeil. L'infusion de l'une ou l'autre plante vous aidera. En cas d'échec, un mélange des 3 plantes peut être très efficace. Ne pas insister en cas d'échec, mais consultez un praticien ayant une solide connaissance des plantes pour vous conseiller une préparation à votre mesure. N'oubliez pas que les “ herboristes ” sont à même de conseiller et de vous préparer un mélange sur mesure.

**La mélatonine ?**

**Elle n'est pas autorisée à la vente en France.**

La Mélatonine est une hormone produite par la glande pinéale. La glande pinéale grosse comme un petit pois et se situe au centre du cerveau. La sécrétion de Mélatonine se produit pendant la nuit en réponse à l'obscurité. La Mélatonine régule et contrôle notre horloge biologique : elle améliore le sommeil.

Sous forme de suppléments nutritionnels, c'est un produit de synthèse identique à l'hormone produite naturellement par la glande pinéale.

Chez 90 % des sujets, elle apporte le sommeil " naturellement ". L'envie de dormir se fait naturellement sentir, le sommeil est profond et le réveil très agréable. Réveillés frais et dispos, les sujets bien reposés, assurent des journées en " pleine forme ".

Certains somnifères chimiques suppriment les phases de rêves du sommeil. La Mélatonine évite cet inconvénient et permet de retrouver les rêves de l'adolescence !

Plus de 100 maladies dégénératives, dont les cataractes, la dégénérescence maculaire de la rétine, la maladie d'Alzheimer, la maladie de Parkinson, l'arthrose, sont associées à la réduction des défenses antioxydantes de l'organisme. La mélatonine est un anti-oxydant très puissant qui protège chaque cellule de notre corps, y compris les neurones du cerveau. (www.superhormones.com). Il est normal de se demander pourquoi il est si difficile de s'en procurer en Europe.

Si les consommateurs de Mélatonine prennent des risques pour leur santé en consommant ce produit, il est souhaitable que les différents Ministres de la Santé des pays européens en informent les consommateurs. Paradoxalement, les fabricants informent des avantages de consommer de la Mélatonine, mais les sphères de santé publique officielles n'indiquent pas pourquoi il ne faut pas en absorber.

Les fabricants recommandent de ne pas en prescire aux enfants, aux adolescents, aux femmes enceintes, et aux personnes atteintes de maladies autoimmunes.

Globalement, il semble que la mélatonine permet de mieux résister au stress et à un grand nombre de maladies associées au vieillissement (consultez les milliers de sites qui lui sont consacrés sur Internet). Nous ne pouvons, en aucun cas, conseiller ce produit, interdit à la vente en France. Mais demandez à votre médecin ce qu'il en pense.

# MASSAGES

Le massage est un art ancien aux pouvoirs thérapeutiques multiples. Il soulage toutes les douleurs articulaires, il réduit le stress, et abaisse la tension artérielle. Il draine les ganglions lymphatiques, et réconcilie le cerveau, le cœur et... l'âme ! Utilisé par des spécialistes aux pratiques douces, et suivi d'huiles essentielles savamment choisies pour chaque cas, il permet de retrouver le dynamisme du corps et celui de l'esprit.

Le massage convient aussi bien aux tous petits enfants qu'aux adultes plus âgés. En accroissant la circulation sanguine, il procure un bien-être général.

Si le praticien possède une " bonne main ", les résultats sur ses patients seront encore plus spectaculaires.

La France compte environ 45.000 kinésithérapeutes qui devraient masser mais qui massent peu. Ils rééduquent les fonctions des articulations. Leur action est essentiellement thérapeutique. Il manque sévèrement de " massothérapeutes " français. C'est-à-dire des professionnels qui ne pratiquent que les massages. Si vous souhaitez recevoir un massage après avoir roulé trop longtemps en voiture, ne vous adressez pas à un " kiné " car il vous demandera l'ordonnance d'un médecin. Il vous prescrira 10 ou 20 séances dont 8 sans doute peu utiles. Le kiné ne vous pratiquera probablement pas un massage californien, ou un massage shiatsu, encore moins une séance de " points Knapp ". Quand au massage express du dos... Toutes ces techniques de massages ne s'apprennent pas en Ecole de Kinésithérapie. Ceux qui pratiquent les techniques que je viens d'énumérer, sont des kinés sortis de la kiné habituelle, ou des praticiens libres non médecins, des ostéopathes... Ils sont peu nombreux en France.

Le Canada possède 10.000 massothérapeutes, et les Etats-Unis, plus de 50.000, répartis dans divers groupements professionnels très encadrés. La notion de confort prime sur celle de thérapie.

De l'autre côté de l'Atlantique, une séance dure environ 1 heure, dont 40 minutes de massage intense. Le praticien doit s'investir musculairement parlant, et " mouiller la chemise ".

De nombreux maux ? Un massage !

On peut par un massage soulager de nombreux maux.

Voici une liste de pathologies, plus ou moins graves, pour lesquelles des séances régulières de massages apporteront un grand soulagement :

Anxiété et nervosité,
Arthrite et rhumatismes,
Raideurs articulaires,
Mauvaise circulation,
Troubles du sommeil,
Dépression,
Deuil,
Douleurs dans le cou, en haut du dos, en bas du dos, sans pathologies diagnostiquées,
Fatigue et manque d'énergie sans raison connue.

Quels massages peut-on recevoir ?

Je le répète, la profession de masseur confort, ou massothérapeute reste à créer. Les ministres de la Santé des États européens se plaignent tous du " coût de la maladie ". Les Français en particulier. Les massages détentes peuvent être pratiqués par tout le monde, sans formation particulière.

Aucune profession de santé n'a reçu l'exclusivité de la caresse bienveillante. Cependant certains métiers comme, bien sûr, les Kinés, les Ostéopathes, les Chiropracteurs, les Acupuncteurs, les Réflexologues, et même les Esthéticiennes après une formation sérieuse (qu'elles ne possèdent pas actuellement) sont à même de pratiquer un " toucher " de confort.

Il demeure évident que toutes les rééducations et massages médicaux restent le privilège des kinésithérapeutes formés à cette pratique pendant 3 années de difficiles études. Notre objectif est ici, comme dans tout le livre, de présenter l'information la plus large, dans le respect des lois et réglementations françaises.

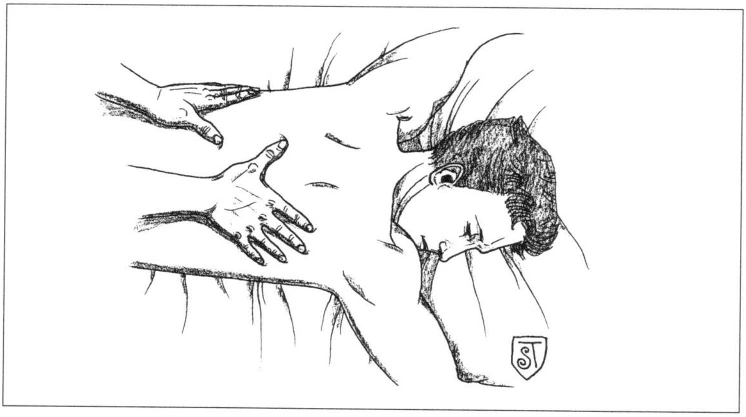

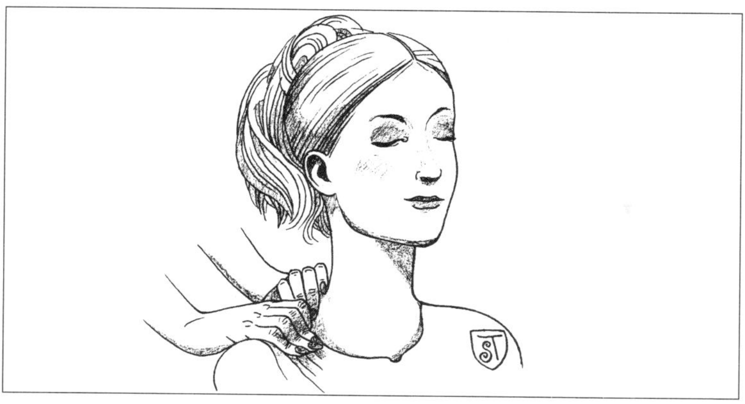

# MÉMOIRE

La perte de mémoire n'est pas la perte totale de la mémoire qui correspond à une lourde pathologie (v. Alzheimer). Les " trous de mémoires surviennent fréquemment en période de surmenage intellectuel ou de préoccupations sévères. Il faut entraîner la mémoire comme un muscle. Il ne faut jamais se couper du monde et de la vie sociale. Il est fréquent de rencontrer de jeunes retraité de 55 ans... et plus, atteints de troubles légers de mémoire après avoir occupé de fortes responsabilités au cours de leur carrière professionnelle. Dés leur retraite, ils s'empressent de quitter rapidement leur ville, la famille, les amis, pour se " retirer à la campagne ". Ils perdent progressivement l'habitude de bien s'habiller, de se conduire en société, de tenir des conversations suivies ou politiques, de séduire, de lutter... Parallèlement la réflexion intellectuelle, l'attention aux visages et aux personnes qui les entouraient disparaît peu à peu. Baisser la vigilance va de pair avec le recul de la mémoire. Lisez sans attendre " Gym cerveau " de Monique le Poncin dans la collection Le Livre de Poche.

<u>Première solution</u>. : Toujours rester en contact avec le milieu urbain, et sortir pour se cultiver : théâtre, cinéma ; faire les magasins et flâner devant les vitrines pour se tenir informé.

<u>Deuxième solution</u> : Bien entretenir son système vasculaire cérébral. Ceux qui n'ont jamais fumé ou abusé de la boisson, seront avantagés. Avoir une activité physique soutenue et régulière en dehors des villes polluées apportera un réel confort.

<u>Troisième solution</u> : En parler à son médecin et consommer des compléments nutritionnels ciblés.

Par exemple on conseille fréquemment de consommer des Oméga3/Omega 6.

Si vous n'êtes pas sous anti-coagulants ou sous aspirine, vous pouvez consommer de petites doses de Ginkgo biloba, en extraits standardisés les plus efficaces, ou en extraits liquides dans toutes les pharmacies d'Europe.

Le Docteur Jean-Marie Bourre, docteur ès sciences et ingénieur chimiste, affirme que la nutrition peut influencer l'évolution de l'intelligence. Il affirme que le cerveau est un organe comme les autres : il faut le nourrir pour qu'il puisse fabriquer et renouveler ses constituants. Il faut lui donner, des acides aminés essentiels, des minéraux, des vitamines et certains lipides (La Diététique du cerveau, Jean-Marie Bourre aux Editions Odile Jacob).

Quels sont les neuronutriments qui peuvent régénérer le cerveau ? Voici ce qu'il est possible de glaner comme informations :

La Phosphatidylcholine et la Phosphatidylserine (PS) ont des propriétés très importantes. Des études en 1991, (Neurol.41) ont démontré que des sujets supplémentés en PS réalisaient des performances identiques à celles de personnes plus jeunes de 12 ans.

Cela s'explique par le fait que la PS permet d'améliorer la production d'un facteur de croissance des nerfs.

La Taurine, et le Magnésium agissent indirectement sur les neurones.

La Chlorella et la Spiruline sont des sources d'acides aminés, que l'organisme transforme. Ils semblent agir sur différents neurotransmetteurs.

Vous pouvez aussi trouver en pharmacie diététique, le Nutrigold des labos Nutrilys, qui contient de la Lécithine riche en Phosphatidylcholine naturelle.

Si vous êtes dans un pays où la Pregnolone est en vente, pensez que cette hormone naturelle joue un rôle dans la mémoire, l'humeur et la réduction du stress (il existe des milliers de communications scientifiques à travers le monde et consultables sur Internet pour les curieux et les scientifiques) sont disponibles sur ce sujet. C'est dans le cerveau que se trouve le niveau le plus élevé de Pregnenolone. Les facultés de mémorisation et d'apprentissage sont très significatives. Une étude animale réalisée en 1992 au Veterans Medical Center de St Louis dans le Missouri a conclu : “ La Pregnenolone est la substance la plus puissante jamais testée pour l'amélioration de la mémoire ”.

Le Cétoglutaran – (di-alphacétoglutarate de calcium) disponible en pharmacie. Ce psycho stimulant, déjà ancien, est toujours aussi efficace sur l'asthénie, donc sur les troubles de la mémoire qui en découlent.

L.Tyrosine : acide aminé nutritionnel en vente libre en pharmacie/ parapharmacie, ou magasin de diététique. Il améliore l'attention, c'est un précurseur de la noradrénaline. Les végétariens qui constatent des “ trous de mémoire ” en consomment.

Le Magnésium : par son effet anti stress il est indiqué chez les personnes qui se réveillent fatiguées et alternent, dans la journée, des périodes d'euphorie et de grande fatigue. Disponible en pharmacie. Attention aux intestins fragiles et aux reins fatigués ! Le magnésium marin, pris à doses modérées apporte tous les avantages du magnésium, moins les petits inconvénients du chlorure de magnésium.

Un dernier conseil : Si vous en avez le courage et la capacité, faites comme le Général de Gaulle qui, toute sa vie, a cultivé sa mémoire. Certains intimes affirment qu'il apprenait ses discours par cœur, y compris à l'envers, du dernier mot en remontant vers le premier mot ! Ce qui lui a permis jusqu'à un âge très avancé, de garder une complète autonomie.

# MÉNOPAUSE

Beaucoup de femmes connaissent, entre 40 et 50 ans, cette perturbation physique très désagréable, connue sous le nom de ménopause. Les bouffées de chaleur succèdent aux transpirations excessives, et les maux de tête apparaissent. L'anxiété succède aux mauvaises nuits, avec un sentiment curieux de " ne servir à rien ". La peau accuse une sécheresse légère, alors qu'une sécheresse vaginale se développe.

La ménopause est une des manifestations de l'âge. C'est naturel, ce n'est pas une maladie.

La société en a fait une maladie. Certaines bouffées de chaleur s'atténuent, et des crèmes permettent de " garder une jolie peau sans rides ". En vérité tous ces artifices agissent en gardant l'eau dans les tissus pour mieux les hydrater et les tendre. Madame, si vous êtes satisfaite, du traitement de votre médecin, tant mieux. Parlez-lui également des recettes suivantes qui sont sans risque pour votre santé. Loin d'être des placebos, elles ont démontré leur efficacité, et aussi leurs limites, comme tous les autres traitements.

Les traitements chimiques utilisés dans la plupart des pays occidentaux, sont assez efficaces. Le revers de cette efficacité, concerne les effets secondaires. Le " New England Journal of Medecine " du 15 juin 1995 rapporte qu'une étude réalisée par la sérieuse " Nurses School Study " affirme que la supplantation chimique des troubles de la ménopause augmente le risque de certains cancers, dont celui du sein. La presse française a repris ces informations que l'on peut trouver très largement rapportées entre octobre et décembre 2003. Ce risque est évalué entre 32 et 46 %. (Nutranews Juin 1998).

Certains phyto œstrogènes (œstrogènes dérivés des plantes) ainsi que des plantes courantes peuvent contribuer à un confort de vie très appréciable, au lieu d'attendre " que ça passe ! "

Voici les repérages que nous avons pu effectuer :

Cimifuga Racemosa.

La racine de Cimifuga est utilisée à l'exclusion des autres parties de la plante. La plante possède des propriétés œstrogènes qui lui valent ses lettres de noblesse aussi bien dans des cas de dépressions à origine endocrinienne, que dans les troubles de la puberté de la jeune fille. Il agit sur le système nerveux où il exerce un effet calmant. La plante fait baisser légèrement la tension artérielle et diminue le pouls.

L'effet du Cimifuga est attribuable à la régularisation de la réponse hormonale de la glande pituitaire. Sa sécurité d'emploi fait que le Cimifuga est utilisé librement dans de nombreux pays, particulièrement en Allemagne où il a reçu un agrément du Ministère de la Santé.

La Sauge Sclarée :

Son nom latin " salvare " qui veut dire sauver, ou guérir, laisse supposer toutes les vertus que les Anciens lui accordaient. En dehors de ses pouvoirs digestifs, principalement contre les ballonnements, la Sauge possède une action hormonale de type oestrogénique. Elle réduit traditionnellement les bouffées de chaleur, ainsi que les transpirations excessives. Le retard de règle qui "inquiète " la jeune fille et son compagnon, sera souvent effacé par quelques infusions de Sauge sclarée (6 gélules de 200 mg auront le même effet).

## La sécheresse vaginale

En attendant le retour à un meilleur équilibre hormonal, la femme cherchera un gel de confort que son médecin lui prescrira.

Il existe en pharmacie un gel vaginal hydratant longue durée présenté sous forme d'unidose. La sécheresse vaginale, l'atrophie vaginale et les démangeaisons vous laisseront en paix après son application.

Sans hormones, il peut être associé à une hormonothérapie de substitution.

Son nom est le Replens, en vente dans toutes les pharmacies. Votre médecin le connaît sûrement. Vous pouvez lui en parler.

# PANNE SEXUELLE

*Quelle est la définition de la fidélité ? Un manque d'occasion !*

Les demandes de " dépannage " sont très fréquentes. Elles concernent les hommes de tous âge. Depuis l'adolescent à qui sa jeune amie a fait une déplaisante réflexion sur son sexe, jusqu'à l'homme du 3e âge qui demande un coup de pouce pour continuer à vivre une sexualité à son rythme.

Pensez à toutes les fois où " cela a bien marché " au lieu de focaliser votre mental sur la seule fois où c'était plutôt mou...

Reposez-vous, allez faire du sport ou de la marche, et parlez-en à un bon copain à qui cela est sûrement déjà arrivé. Faites une cure de fruits, ou de jus de légumes. Légèrement jeûner améliore souvent les performances, si vous prenez conjointement le temps de vous reposer. Pensez à manger quelques huîtres au cours des repas. Des fines de claire, précisez du " vertes ", car très riches en bêta carotènes. En 2 jours, certains apprécieront la différence !

Faites-vous masser. Peut importe si c'est par un homme ou une femme, c'est la technique seule qui doit vous relaxer. Faites régulièrement contrôler votre tension.

Parmi les produits les plus simples nous en avons sélectionnés quelques-uns parmi ceux qui ont la réputation d'être les plus efficaces.

Le plus apprécié depuis des millénaires est le Ginseng. Il défatigue, apporte des acides aminés et quelques vitamines. Il agit sur le système endocrinien, et réduit le stress grâce à un effet " adaptogène ". Il régule le sucre dans le sang, et dynamise l'esprit. Il n'a pas d'action sur les disfonctionnements mécaniques. Il ne remplace pas le Viagra, mais ne présente pas de contre-indications aux doses indiquées sur chaque flacon. Vous en trouverez en pharmacie, en diététique, et en parapharmacie, dans tous les pays de la CEE. ainsi que partout dans le monde. Prenez une ou deux gélules de zinc avec la tisane du Père Blaize. Vous constaterez vite une amélioration.

Aromatisez vos plats, et desserts, avec de la Cannelle. C'est un stimulant. Comme le Gingembre qui, de plus, augmente la production d'hormones mâles.

Le Bois Bandé est une écorce très utilisée aux Antilles. Sa réputation n'est plus à faire. On fait bouillir un petit morceau d'écorce dans un bol d'eau. Vous le trouverez en herboristerie.

En diététique vous trouverez deux plantes qui vous aideront à " redresser " la situation et que nous allons décrire.

Le Maca et le Rhodiola :

Le Maca (Lepidium Meyenii) est également connu sous le nom de Ginseng Péruvien. Le Maca est renommé pour lutter contre l'impuissance sexuelle, la perte du désir, l'éjaculation précoce, et les troubles érectiles. Il est sensé redonner de la fertilité au sperme, mais il semble améliorer également la fécondité chez la femme. Il augmente l'intensité de l'orgasme chez les deux partenaires.

Il contient des acides aminés, des vitamines B1, B2, B12, C, et E, ainsi que du calcium, du phosphore, du zinc, du magnésium et du fer. C'est donc une plante efficace en cas de fatigue, d'asthénie due à l'age, durant la saison hivernale.

Le Rhodiola mieux que le Ginseng ?

C'est une plante médicinale traditionnelle en Russie, en Serbie, en Chine et au Tibet.

Elle augmente la résistance à l'effort musculaire. Elle

régule le rythme cardiaque. Elle possède un effet anti-vieillissement par son action anti-oxydante. Elle augmente les défenses immunitaires, ainsi que la vitalité sexuelle des hommes et des femmes. Elle améliore les problèmes des hommes souffrant d'éjaculation précoce ou d'érection insuffisante. Sur les femmes, on constate son effet pour stimuler la libido.

Elle procure une résistance au froid, aux maladies, à la fatigue.

Il est inutile de dépasser les doses conseillées par votre prescripteur, ou celles du laboratoire. Il faut attendre environ une semaine pour ressentir les effets attendus.

En Europe vous en trouverez en pharmacie ou en maison de diététique. Voici les noms que nous avons pu relever :

Rhodiovital et Maca (extraits standardisés) Laboratoire Vitall+ et Laboratoire Solgar.

Par correspondance : le Maca et le Rhodiola peuvent être commandés au Luxembourg. La Royale 2 rue de Mondercange – L-4395 Pontierre.

A Marseille, l'Herboristerie du Père Blaize indique 2 formules fréquemment conseillées. Vous pourrez les consulter sur Internet (www.pere-blaize.fr)

1ère formule

En poudre 20 grammes de chaque :

- gingembre
- ginseng
- sarriette
- romarin
- cannelle

Prendre tous les jours, indique-t-on, une cuillérée à café

du mélange dans un yaourt avec du miel.

2e formule

Vous pouvez recopier cette formule et la présenter à votre pharmacien. Il peut s'occuper de sa préparation. À vous de décider.

Gouttes :
- cannelle
- gingembre
- sarriette
- ylang-ylang

Excipient : alcool 90° Q.S.P 60 ml

Le Muira puama : Au Brésil, cette écorce originaire d'Amazonie est très populaire. Elle est consommée en gélule, matin et soir avant les repas. En général une ou deux gélules sont suffisantes. Comme toutes les plantes, il faut quelques jours avant d'en constater les effets heureux.

Pensez que si le résultat tarde trop à venir, vous pouvez consulter votre médecin qui vous conseillera des examens ou la fameuse " pilule bleue "

Toujours sur Internet nous avons trouvé sur le " réseau Proteus " (consulté le 12/Fev.2OO2), une recette Elisabeth Mercader. Très bien préparée, cette recette fera merveille le jour de la St Valentin !

Il s'agit de plats de résistance :

Pour monsieur. Tarte à la citrouille assaisonnée de quelques gouttes d'huile essentielle de Lavande (Lavandula angustifolia)

Pour madame. Tranches de concombre arrosées d'extrait de Réglisse (Glycyrrhiza glabra) en amuse-gueule.

Le mélange d'odeurs lavande/tarte à la citrouille s'est montré le plus efficace pour augmenter le flux sanguin pénien, et celui de concombre/réglisse pour augmenter le flux sanguin vaginal, d'après *Smell & Taste Treatment and Research Foundation* de Chicago.

Accompagnez le plat de résistance d'un cœur de laitue roquette (Arugula rucola). Sainte Hildegarde l'interdisait à ses jeunes nonnes et il était défendu d'en cultiver dans les jardins monastiques. C'est dire l'action aphrodisiaque de ces mélanges !

Pour le dessert. Glace de bulbe séché d'orchidée sauvage. Cette spécialité de Turquie orientale a, paraît-il, des vertus qui lui font mériter son nom de... testicules de renard.

Elisabeth Mercader termine cette recette culinaire en disant :

*"...fiez-vous à votre intuition et n'oubliez pas qu'en matière d'aphrodisiaques, l'effet placebo joue un rôle important...*

# PEAU

L'aspect de la peau reflète, généralement, l'état de santé. Seules les très jeunes filles et les bébés ont une peau naturelle. Rapidement un artifice comme le fond de teint ou le mascara, décorent les jeunes visages. Les hommes n'échappent pas à ces habitudes esthétiques. Les fabricants de crème ne s'y trompent pas en créant des gammes pour " peaux sensibles ", " peaux matures ", " peaux à problèmes ". Il était temps, les hommes se sentaient complexés d'utiliser les crèmes visage de leur femme pour soulager le feu de leur rasoir !

Les praticiens des médecines naturelles ou alternatives savent bien que la peau est le reflet de l'état de santé. Supprimer une dermatose revient à négliger un indicateur précieux de santé. Il faut éviter l'usage abusif de crèmes et pommades à la cortisone qui semble miraculeuses sur l'instant mais font " rentrer " le mal qui ressortira plus tard sous un aspect plus redoutable. La peau est une porte de sortie pour les toxines. Fermer cette porte risque de créer des désordres internes.

Pour conserver une jolie peau, il faut éviter les toxiques les plus courants (alcool, tabac). Il faut manger raisonnablement en limitant les viandes, en particulier la viande de cheval, boire beaucoup, s'aérer par le sport ou la marche.

Il est souvent conseillé de consommer des antioxydants : Vitamines C, D, Sélénium, Glutathion.

Bien sûr nettoyer la peau, matin et soir, avec des produits non agressifs. Dans la journée, particulièrement si vous vivez dans une grande ville, mettre une protection sur la peau pour éviter qu'elle ne soit agressée par la pollution, les poussières ...

Les crèmes non grasses au Calendula règleront la majorité des irritations à rougeur : feu du rasoir, brûlures superficielles, coups de soleil... La liste n'est pas limitative.

Le feu du rasoir est souvent bien traité par une crème appliquée sur une peau nettoyée le soir au coucher. Le rasage du lendemain n'en sera que plus agréable.

" Quand on souffre il faut du soufre " disaient nos grands-parents !

Pour la peau aussi, le soufre serait indispensable. Au milieu du siècle passé, vers les années 1950, il existait un grand nombre de produits " soufrés " en pharmacie : pommades, comprimés à sucer pour la gorge, pastilles effervescentes pour les inhalations, huiles à avaler contre les rhumatismes, et les troubles respiratoires (Huile de Haarlem) Le soufre disparaît peu à peu des pharmacies, même des boutiques de santé ou diététiques.

## Les crèmes

Toutes les crèmes pour protéger la peau sont excellentes. Aucun fabricant ne peut commercialiser une crème sans la soumettre à un organisme de surveillance. Méfiez-vous des crèmes pour la peau vendues par correspondance sans que la formule ne soit clairement inscrite sur le bon de commande ou sur le flacon !!!

La plus connue des crèmes pour la peau reste la Nivéa. Pas de surprise ! La qualité est assurée. Depuis le petit pot blanc qu'utilisaient mes grands-mères, les temps ont bien changé, nos peaux aussi ! Nivéa s'est adaptée. Les bébés ont leur gamme de produits, les hommes avec leur peau particulièrement épaisse et... fragile ont obligé les fabricants à leur créer une ligne de soins confortable (sans peau brillante et traitante). Les seniors ne sont pas oubliés car leur peau

“ mature ”, demande des soins délicats. Femmes et hommes souhaitent garder une jolie peau, conscients de son impact séducteur, pour prolonger leur vie sentimentale. Pour les adeptes des huiles essentielles (H.E), il vous est possible de mélanger quelques gouttes de votre huile ou essence avec de la Nivéa. Par exemple en ajoutant une capsule d'huile d'Onagre pressée dans une noisette de Nivéa. Vous pouvez y ajouter de l'H.E de Rose Musquée du Chili, si vous souhaitez faire disparaître des cicatrices ou des rides, des vergétures, des taches de vieillesse.

Vous pouvez pratiquer de même avec d'autres crèmes à votre choix. La Nivéa vous assure des soins efficaces sans vaines promesses. Vous en aurez pour votre argent : pas plus mais jamais déçu. Pourquoi payer plus cher une crème identique ?

Pour les peaux à problèmes, infections, boutons, il est possible d'utiliser 2 ou 3 fois par semaine, le Pain Ramet, Acide anti bactérien pour la peau, mais utile en hygiène gynécologique, il contient uniquement du sulfate de Zinc, du sulfate de Cuivre et de l'huile de Ricin.

Pour ceux qui souhaitent effectuer un traitement à domicile, le Laboratoire Tradiphar de Lille propose une gamme de produits à utiliser chez soi dont l'efficacité serait visible très rapidement, à condition de suivre scrupuleusement les indications du fabricant.

En vente exclusivement en pharmacie, la gamme Exfolderm à base d'Acide Glycolique est une référence pour tous les problèmes de peau.

Si vous hésitez et pour vous assurer des soins efficaces et adaptés à votre type de peau et surtout à votre âge, il est préférable de demander l'avis d'un dermatologue ou de votre pharmacien.

A noter que dans la gamme Exfolderm, certains produits peuvent vous aider à améliorer votre teint de femme ou d'homme. Ils paraissent efficaces et de bon aloi :

Exfolderm Lotion : nettoyage de la peau, libération des comédons, et microkystes acnéiques.

Exfolderm Corps : rugosités, kératoses pilaires, relâchement cutané.

Depi – 4 : Crème dépigmentante et régulatrice de la pigmentation cutanée.

Eryyskin : couperose-erythrose bénigne de la peau.

Hydretix : spécialement conçue pour les peaux sensibilisées, fragilisées et desséchées, particulièrement après un peeling.

Exfolderm 6 : est plus particulièrement destiné au démarrage des préparations de peaux, à l'entretien post-peeling, aux peaux sensibles et au contour des yeux.

Exfolderm 12 : est indiqué pour la préparation au peeling, pour les peaux épaisses – souvent les hommes – résistantes, présentant des taches et des irrégularités de surface.

A signaler la gamme des Laboratoires Valorimer : crèmes antirides “ Océan ” à base de produits marins, huile de castor, algues, et des sérum antirides “ Océan ” à base de plantes et produits marins.

# PROSTATE

Dans les troubles de la prostate, il faut bien différencier les différentes pathologies

- L'adénome prostatique : hypertrophie,
- La prostatite : inflammation provoquée souvent par un germe,
- Le cancer de la prostate : cette affection dépasse largement le cadre de ce livre qui est basé sur le confort. Un seul conseil pour les patients atteints d'un cancer de la prostate : suivre les directives de l'urologue ou du chirurgien.

Comment savoir si vous avez “ un problème de prostate ” ?

Vous devez observer certains critères :

1- Vous vous levez fréquemment la nuit pour uriner, mais vous avez des difficultés pour y parvenir. La vessie ne se vide que partiellement ce qui vous oblige à recommencer une heure après. Si vous vous levez plus de 3 fois par nuit, il est nécessaire de consulter rapidement un urologue.

2- Le manque de vigueur du jet d'urine.

3- Vous ressentez des brûlures en urinant.

4- Et / ou une sensation de poids ou de pression dans le bas ventre.

La prostate est une glande sexuelle masculine qui produit environ 20 % du sperme. Placée sous la vessie, elle est traversée par l'urètre.

Nous nous intéresserons ici à l'Hypertrophie Bénigne de la Prostate (HBP).

Certains sont atteints par une prostatite qui est une inflammation de la prostate provoquée par une contamination bactérienne. Parfois la prostate est congestionnée. Les causes sont multiples mais on constate souvent que des petits traumatismes comme la sédentarité assise, la pratique du vélo, peuvent provoquer une inflammation de la prostate.

L'hypertrophie de la prostate est la conséquence d'un vieillissement organique, de troubles circulatoires, ainsi que d'une transformation péjorative de la Testostérone.

On la trouve chez 10 % des hommes de 30 ans, 50 % chez les hommes de 50 ans, et chez 90 % des hommes autour de 80 ans.

Il est curieux de constater que le cancer de la prostate et l'HPB sont inconnus en Asie. Cependant les Asiatiques qui vivent en Europe en sont atteints comme les Européens. Les Sud-américains et les Africains semblent posséder le record des troubles de la prostate en général et du cancer en particulier. L'alimentation peut jouer un rôle dans cette maladie. Les Asiatiques ne consomment ni lait, ni laitage. Seul le lait de Soya est consommé. A l'inverse, dans les autres continents cités, on consomme beaucoup de laitages à cause du manque de points d'eau. Pour s'hydrater il n'y a que le lait des mammifères. Des études scientifiques sont en cours sur cette hypothèse.

L'Allemagne et l'Italie ont recours à la phytothérapie pour traiter les HPB simples sans complications.

En Allemagne, le Pr K.M Bauer de Roseinheim, affirme avoir traité des volontaires avec une boisson à base se graines de courges. Ils étaient tous atteints de divers troubles prostatiques à l'exclusion du cancer de la prostate.

Les inflammations avaient régressées de plus de 50 %, et tous les autres troubles s'étaient améliorés de 58 à 78 %.

La graine de courge possède un taux élevé de Zinc, en plus de nombreuses substances anti-inflammatoires. On peut la consommer en l'état, broyée, ou sous forme d'huile en capsule. Le plus simple est d'en mettre copieusement sur vos aliments comme une huile de table de qualité AB (biologique). Les Huilerie Vigean, dont nous parlons par ailleurs, en pressent une qualité certifiée AB

Les récentes recherches démontrent que la croissance de la prostate est provoquée par la transformation de la Testostérone en dihydro-testostérone.

Des recherches récentes démontrent que la dihydro-testostérone, est liée à l'augmentation d'activité de la 5 alpha-reductase ; et que cette dernière pourrait bien être favorisée par certains déodorants.

Deux autres plantes éviteraient cette conversion péjorative.

Il s'agit du Palmier Nain (Saw Palmetto), utilisé depuis des millénaires par les Indiens d'Amérique. Ils l'employaient comme remède contre l'atrophie testiculaire, l'impuissance, l'inflammation de la prostate, et la faible libido.

Il a été démontré que l'extrait du Palmier Nain ralentissait la conversion de la Testostérone et limitait la fixation de la dihydro-testostérone.

Le Pygeum africanum (prunier d'afrique) joue le même rôle dans l'organisme. Un chercheur, Robert Levins, d'Albany (New-York) aux États-Unis a étudié l'effet thérapeutique du Pygeum sur la prostate. Sa conclusion est qu'il améliore les possibilités contractiles du muscle vésical.

D'autres plantes peuvent êtres prises en synergie pour lutter contre l'adénome simple. En voici la liste, telle que nous avons pu l'établir de la façon la plus objective :

L'extrait d'ortie (racine) que vous trouverez en rayon diététique et en herboristerie sera le premier allié des précédents.

Le Genévrier (Juniperus), le Lycopène, le Pollen à raison de deux prises par jour aura une action " hormonale " bien connue et pratiquée empiriquement par les guérisseurs de campagne depuis très longtemps.

Un célèbre médecin américain, le Dr Dean Ornish, affirme que de simples modifications aux habitudes de vie peuvent ralentir et même renverser l'évolution du cancer de la prostate. Les résultats n'ayant pas été officiellement publiés, il faut prendre cette information avec prudence. Le Dr Ornish demande de se plier à une alimentation végétarienne à faible teneur en gras, enrichie de suppléments de Soja (phyto estrogène) et d'antioxydants ; d'adopter un programme modéré d'exercices précis ; d'apprendre les techniques de gestion du stress et de fréquenter un groupe de soutien. Après un an, le taux d'antigène prostatique (PSA) avait reculé de 5 % parmi les participants, mais progressé de 1 % dans le groupe témoin (BBC News, avril, mai et juillet 2003).

Toutes les parapharmacies et magasins diététiques diffusent des spécialités mises au point par des laboratoires. Les plus connus sont Vit'all + et Solgar.

N'oubliez jamais que seul votre médecin a la capacité de vous faire une ordonnance adaptée à votre problème.

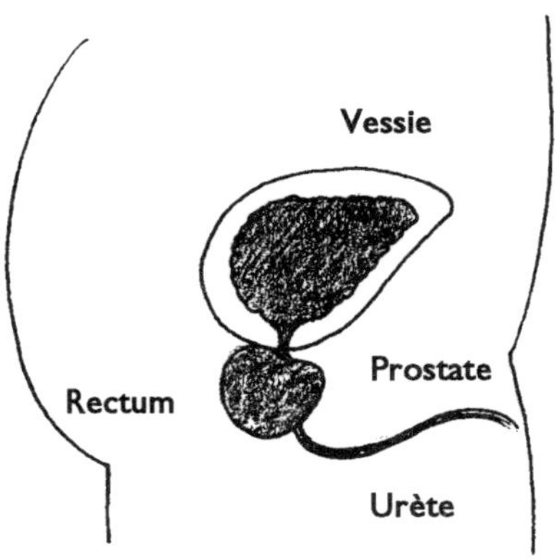


**Description médicale du système urinaire**

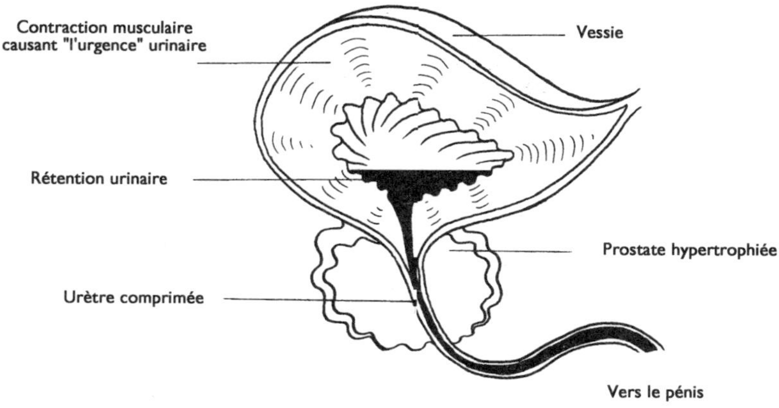


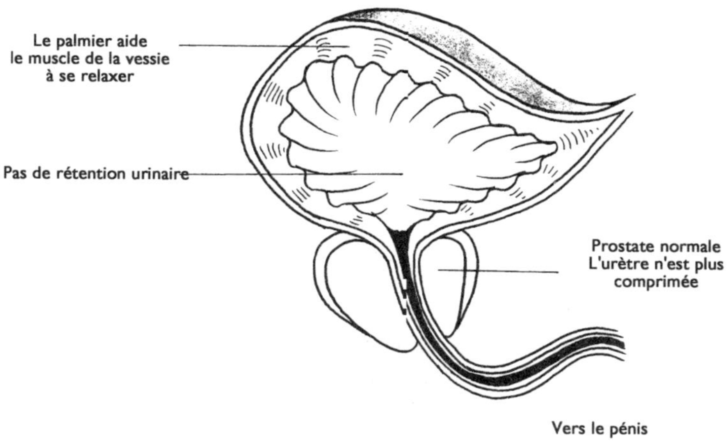


Comparatif prostate normale – prostate hypertrophiée.

# RHUMATISMES

Le populaire rhumatisme cache plusieurs affections que le grand public ne parvient pas toujours à discerner :

• L'arthrite qui est une inflammation articulaire.

• La polyarthrite qui touche plusieurs articulations.

• La polyarthrite chronique évolutive (PCE), devenue chronique depuis quelques années. L'aggravation est progressive.

Certaines familles paraissent " maudites " par la maladie. D'autres, y échappent comme par miracle.

Le terrain héréditaire semble une piste à suivre pour prévenir au lieu de guérir. Mais l'alimentation paraît le moyen le plus efficace pour éviter les manifestations douloureuses de la crise. Certains chercheurs soupçonnent une mauvaise utilisation des minéraux. Cette cause peut être de constitution, dès la naissance. D'autres pensent que des infections O.R.L mal soignées seraient à l'origine des rhumatismes. Si vous avez eu de nombreuses angines, maux de gorges et autres complications respiratoires au cours de votre enfance, les rhumatismes peuvent être à l'origine de vos douleurs actuelles. Un médecin homéopathe peut vous être utile, en complément de votre traitement allopathique.

Certains, tel le Dr André Schlemmer, dans son livre " La méthode naturelle en médecine " – Ed. du Seuil, accusent les aliments acides. L'observation n'est pas nouvelle : le premier auteur qui ait clairement lié la décalcification à un excès d'aliments acides, était un dentiste, le Dr Ferrier, en 1906. Il incriminait aussi un apport insuffisant en calcium.

Voiçi ce qu'écrivait le Dr A. Schlemmer : " On a peine à comprendre que le monde médical continue à ignorer cet ensemble clinique. Peut-être est-il obnubilé par les théories contraires que tant de livres et d'articles persistent à reproduire : telles que la recommandation de prescrire des acides pour combattre l'alcalinité des urines, l'obligation de faire inférer des acides pour combattre l'alcalinité des urines, l'obligation de faire ingérer des jus d'agrumes. Si répandues qu'elles soient ce sont des contrevérités ; mais elles ont la vie dure !... "

Si vous souffrez de rhumatismes et que le traitement médical ne vous soulage que modestement, vous ne risquez rien d'essayer une cure :

- en supprimant certaines boissons acides : Citron, Orange, Pamplemousse, Mandarine, Clémentine, Soda gazeux,
- en limitant le vinaigre, les sauces vinaigrées, les cornichons,
- en restreignant les yaourts à un seul par jour si vous avez l'habitude d'en consommer plusieurs. Remplacez le yaourt par du fromage blanc en même quantité.
- en réduisant la consommation des aliments suivants (d'après Jacques Paltz) : l'aspirine, le lait, le café (une tasse peut réveiller des douleurs oubliées depuis des années).

Un nutritionniste affirmait il y a quelques années, que ces aliments acides avaient le même effet sur notre calcium sanguin que le vinaigre que l'on met autour des robinets pour détruire le calcaire ! Si c'était vrai ?

Jacques Paltz, quant à lui, proposait les solutions suivantes :

• Boire un litre d'eau par jour pour lutter contre l'inflammation, la douleur, le germe éventuel.

• Refroidir localement si l'on est en crise aiguë, et réchauffer globalement si l'on est en phase chronique.

## L'alimentation peut moduler l'inflammation

• D'abord supprimer les graisses d'origine animale (beurre, fromage, viandes grasses), réduire le poids pour soulager les articulations, apporter des liquides pour favoriser l'élimination rénale.

• ensuite supplémenter en acide gras EPA. Consommer du poisson deux ou trois fois par semaine. Des capsules d'huile d'onagre vous aideront également.

• Consommer des fibres : légumes, fruits, riz, pâtes, pain, biscottes, et légumineuses.

• L'effet du soufre organique non oxydé que l'on trouve dans l'Huile de Haarlem (pharmacie exclusivement comme produit diététique), ou Glucocart de l'Institut Natura, qui contient en plus du sulfate de glucosamine, du soufre assimilable, contribueront à temporiser la douleur et l'inflammation articulaire.

• L'action de la prêle, très riche en Silicium, n'a pas attendu l'approbation des Facultés pour démontrer son efficacité. Il se trouve sur le marché de la diététique de nombreuses présentations de silice. Par exemple la Silice d'origine minérale (provenant de pierres), n'a probablement pas le même impact sur la cellule, que la Silice végétale (provenant de la Prêle). A savoir, manger du quartz ou boire de la tisane de prêle ? Ce n'est pas notre rôle de choisir.

Grâce à un procédé unique, il est possible de concentrer l'équivalent en silice de 30 gélules de prêle dans un comprimé. Les Laboratoires Le Stum, à Lorient (France) commercialisent ce complément végétal, Tricatione, vendu directement. Leur demander la documentation, si cela vous intéresse.

• La Chondroïtine, et la Glucosamine repérées pour soigner les douleurs de l'Arthrose seraient également d'un heureux secours aux rhumatisants (voir Laboratoire Valorimer, à Quimper).

Nous indiquons quelques adresses repérées sur Internet et ailleurs :

Laboratoires Le Stum (Tricatione)
B.P 543 – 56105 Lorient Cedex – France
Tel. 02 97 88 15 88 – Fax ; 02 97 88 O1 55
E-mail : labo.lestum@wanadoo.fr

Laboratoire Valorimer (Arthroconfort)
138 vieille route de Rosporden – B.P 11626
29551 Quimper Cedex 9
Tel 02 98 90 30 30 – Fax. 02 98 90 01 96
E-mail : valorimer@wanadoo.fr

Institut Natura (Glucocart)
16200 Bourg de Charente – Tel. 05 45 81 31 11
Produits de la mer avec plantes et oligoéléments.

# TRANSPIRATION (hyperhidrose)

La transpiration excessive, en dehors des périodes estivales ou de la pratique d'exercices violents et prolongés, reste une maladie nommée Hyperhidrose.

Cette transpiration est souvent localisée aux mains, aux pieds, aux aisselles. Socialement, les sujets atteins par cet inconfort, sont gênés au point de ne plus serrer les mains de leurs interlocuteurs, sont mal à l'aise dans des vêtements humides, et craignent d'indisposer leur entourage par une odeur corporelle forte (pieds). Le contrôle du système nerveux donnerait souvent de très nettes améliorations.

Les traitements médicaux classiques sont à base de sel d'aluminium, parfois à base d'injection de toxine botulinique. Dans les transpirations graves, la sympathectomie – intervention chirurgicale sur des glandes – peut être pratiquée.

Pour les transpirations excessives des aisselles, une mesure esthétique est préconisée : rasage partiel ou total, suivi d'une application d'un déodorant naturel. Le laboratoire L.S.B.H 69480 Anse (France) commercialise un déodorant corporel – Deoroche – hypoallergénique, issu de la cristallisation de sels minéraux naturels. Sans colorant et sans alcool, il conviendrait donc aux peaux sensibles. Sa composition est la suivante : ammonium alun, sans chlorydrate d'aluminium. Sans Chlorydrate d'aluminium, il protège contre les effets possibles de l'aluminium que l'on retrouve en forte concentration dans le cerveau des personnes atteintes de la maladie d'Alzheimer. Il n'est pas possible actuellement de faire le parallèle entre ce sel d'Aluminium et la maladie. Toutefois certains se posent la question de savoir si l'aluminium déposé par un stick déodorant sur une peau aussi fine que les aisselles, n'a pas plus de “ chance ” de passer dans les ganglions lymphatiques, ou les vaisseaux capillaires et de se retrouver véhiculé par un de ces deux systèmes dans le cerveau ?

Deoroche est en vente dans les grandes surfaces de distribution, chez votre pharmacien, ainsi qu'en parapharmacie.

Pour les pieds, il existe toute la gamme “ School ” dans toutes les grandes surfaces au rayon hygiène entre les pansements, la crème à raser et les brosses à dent : comme dans votre salle de bain !

Sudine : C'est l'original ! Pas de bains, pas de massage du pied. Une limitation de la transpiration des pieds sans contrainte, en mettant un élément du sachet double dans chaque chaussette (en coton ou laine de préférence au synthétique) ou directement dans la chaussure, si vous ne portez pas de chaussettes.

Composition : Talc, amidon, alun, tanic acid, sodium, borate, boric acid, triclosan.

En vente dans les pharmacies et parapharmacies. Produit par le laboratoire Sorifa 67000 Strasbourg – Tel. 03 88 22 26 38.

# VARICES

Si les varices sont récentes, il est encore possible d'intervenir pour limiter l'aggravation. Il faut toujours être attentif dès que les varices apparaissent

Si vos jambes sont variqueuses, pensez que votre état général veineux est très mauvais. Il vous faut traiter l'état général de vos vaisseaux. Ne traiter que les jambes serait une erreur. Pensez à modifier votre alimentation : le bon fonctionnement du foie, et des reins semble indispensable, surtout si un ulcère variqueux apparaît. Consultez votre médecin. En pharmacie et diététique, il existe des spécialités à base de plantes pour des traitements internes. Nous avons relevé :

Hamamélis, Fragon épineux (Ruscus aculeatus), Gotu Kola (Centella asiatica), en tête de liste. L'efficacité la plus probable semble être celle du Marron d'Inde (Aesculus hyppocastanum). De nombreuses études démontrent l'efficacité du Marron d'Inde. Vous en trouverez sous toutes les formes de présentations. Une présentation standardisée à 20 % d'aescine est la plus courante.

En pharmacie vous décriverez une spécialité ancienne mais efficace autant pour les hémorroïdes que pour les varices : l'" Intrait de Marron d'Inde ". Le goût est très amer mais avec un jus de fruit de raisin ou de pomme, cela passerait très bien, paraît-il.

# ZONA

Cette affection cutanée, très courante, est aussi très douloureuse. Elle est due à un virus similaire à celui de la varicelle.

Le Zona est provoqué par la réactivation du Virus Varicelle Zona (VVZ) resté latent dans les ganglions sensitifs rachidiens après une primo-infection virale (varicelle), selon la définition de la Faculté de Médecine de Marseille.

" Le Zona, une résurgence de la varicelle ", (websante.mairie-metz) titrait un article très bien documenté sur – docteurinfo.com –

Les vésicules brûlantes et douloureuses apparaissent toujours sur une moitié du corps ; soit à droite ou à gauche mais jamais à cheval sur les deux parties. Par exemple si les vésicules apparaissent sur la joue droite, elles ne passeront jamais sur la joue gauche. Si cela arrivait, il s'agirait probablement d'une autre affection comme un herpès.

La médecine est démunie pour traiter cette affection. Les anti-douleurs et les anti-viraux sont utilisés avec des succès mitigés.

L'apparition d'un zona est très souvent précédée d'une grande fatigue, d'un choc émotionnel, affectif, qui affaiblit le système immunitaire. Il faut donc commencer par relever et renforcer les défenses immunitaires (v. le chapitre – immunité).

Souvent il est conseillé d'absorber du Chlorure de Magnésium, sous deux présentations au choix.

En pharmacie il est facile de se procurer un sachet de Chlorure de Magnésium (attention de ne pas vous tromper, car le " Sulfate " de Magnésium provoque la colique !). On peut le verser dans une bouteille, en verre, d'eau de table. Y ajouter 5 ampoules de " Quinton isotonique ". Le Chlorure de Magnésium prendra quelques minutes à se diluer dans l'eau. Versez le mélange dans un demi verre d'eau. Si possible complétez avec un jus de betterave lacto-fermenté que vous vous procurerez en maison de diététique (marque Biotta). Consommez un ou deux verres par jour. Je me permets de recommander cette solution, parce que le professeur Raymond Lautié me l'a personnellement confiée. Elle est d'ailleurs développée dans son ouvrage " Magnésiothérapie " (Éditions Vie&Action-Ceredor).

Si le Zona est situé sur ou autour de l'œil, consultez en urgence un ophtalmologue. Vous pouvez également pratiquer la recette que conseille le naturothérapeute Michel Dogna, si vous le souhaitez :

Géranium : Feuilles en décoction à appliquer en compresse sur l'œil, 10 minutes toutes le 3 heures.

Préparation : 10 grammes de feuilles dans 10 ml d'eau. Tremper 5 minutes. Amener à ébullition. Infuser 10 minutes.

Dans un de ses ouvrages " Tous les espoirs de guérir ", à lire absolument, le journaliste Jean Palaiseul cite le Solvarome.

J'ai personnellement entendu parler du Solvarome en Suisse par un ami atteint d'un Zona et qui me disait en plaisantant : " c'est aussi miraculeux que l'eau de Lourdes, mais en Suisse le Solvarome fait un miracle à chaque sollicitation... ! "

Le Solvarome est une composition à base de 8 Huiles Essentielles représentant 20 % de la préparation. On y trouve les ingrédients suivants : myrte, sauge, romarin, cyprès, lavande, géranium, thym, sarriette.

En vente dans toutes les pharmacies. Le Solvarome y est référencé sous le code ACL 704 72 46. Suivre les posologies indiquées.

# Chapitre V

## LE MARCHÉ DE LA FORME : ONZE PETITS SECRETS

***Les produits de la forme (en pharmacie ou diététique), les accessoires de cuisine, les chaussures et bien d'autres surprises, avec des noms et des adresses !!!***

Dans ce chapitre vous trouverez les noms et adresses où vous pourrez vous procurer des accessoires, des produits alimentaires qui peuvent contribuer à vous maintenir en pleine forme. Nous ne garantissons pas, évidemment, la véracité des arguments commerciaux de ces produits. Cependant nous avons vérifié la totalité de ces produits et de leurs effets auprès de multiples consommateurs et de nombreux médecins. Pour certains la bonne renommée est telle que nous n'avons aucune réserve en vous révélant leurs prétentions.

Pour les autres, on ne peut être totalement certain : la santé n'est pas une science exacte.

Il est nécessaire de préciser que cela ne peut en aucun cas s'assimiler à de la publicité. Aucun des Etablissements cité n'a payé sous quelque forme que ce soit les commentaires qui suivent. Si il s'avérait que nous recevions des plaintes de consommateurs, nous en ferions part aux lecteurs dans les prochaines éditions, ainsi qu'au cours des conférences que nous animons.

Libre nous sommes, libre nous restons.

Voici donc nos petits secrets.

# MEPHISTO

**Merci Martin Michaeli**

Ma formation d'ostéopathe m'avait fortement sensibilisé à l'importance de la structure du pied, surtout quand la voûte plantaire est déformée. Tout affaissement de la voûte plantaire sera suivi d'une bascule du bassin et de centaines de compensations structurales pour éviter la chute. Les phénomènes solliciteront fortement les muscles, les ligaments, et les tendons. Il n'en faut pas plus pour comprendre pourquoi la totalité de la population se plaint du " mal de dos ".

Certaines déformations pathologiques nécessitent de consulter un podologue, un rhumatologue ou un ostéopathe.

Dans ce chapitre, ne sont abordées que les douleurs des chevilles, des genoux, des hanches et... du dos.

Je conseille aux patients de ne porter que de " bonnes chaussures ". Toutes sont bonnes me direz-vous. Oui toutes sont bonnes pour marcher, mais toutes ne sont pas confortables. Je ne parle pas de la souplesse de la chaussure car actuellement aucun fabriquant de chaussures ne fabrique de sabots.

Il existe des chaussures possédant le secret du confort.

Elles existent en France.

Elles ont été créées par la société Mephisto par Martin Michaeli, un génie de l'invention en matière de chaussures. Sa volonté, en 1965, a été de créer une chaussure confortable avec les meilleurs cuirs et les meilleures matières.

La construction architecturale de chaque chaussure élève la fabrication au niveau d'un chef d'œuvre digne des meilleurs compagnons du Tour de France.

Ses particularités sont les suivantes :

• Le talon spécial amortisseur soulage efficacement la colonne, les vertèbres et les articulations,

• Les amortisseurs intégrés dans le talon et dans le corps de la semelle réduisent considérablement les chocs,

• La semelle à coussin d'air, légère et absorbant les chocs, garantit une marche sans fatigue,

• Le système d'air breveté est l'assurance d'un climat optimal et procure une agréable fraîcheur au pied,

• Le lit plantaire anatomique et naturel préserve le pied et assure son maintien parfait.

Je vous laisse découvrir par vous-même toutes les autres qualités d'esthétique et de confort des chaussures Mephisto.

La marque fabrique également des semelles intérieures spéciales à placer dans les chaussures, ainsi que des chaussettes sans coutures d'un confort incomparable pour ceux qui veulent absolument ne plus avoir mal aux pieds.

Sous le nom de Mobils Ergonomic la société Mephisto présente une marque de chaussures, tout aussi confortables, de haute définition.

Pour la randonnée, les longues marches dans la nature, mais aussi pour les mordus de golf, ou pour les moments passés dans la douceur de son intérieur, Mephisto a créé de nombreuses chaussures adaptées à chaque occupation. Ceux qui souffrent du dos, et des pieds y trouveront leur compte pour chaque circonstance de la vie.

Vous aviez des chaussures de série ? Vous pourriez avoir à vos pieds la " Rolls " des chaussures !

Contact pour obtenir les adresses des revendeurs de votre région : Mephisto B.P 50060 Sarrebourg – Tel. 03 87 23 30 00
Internet : www.mephisto.com
Ces informations sont, répétons-le, libres et dépourvues de toute publicité.

# LES HUILES DE TABLE

Il est difficile pour un consommateur de bien choisir son huile de table. Pour faire le bon choix il faut être guidé. Je devrai dire " initié. Car l'huile de table se goûte comme un bon vin. Il faut avoir un bon nez, et un palais exercé à reconnaître les saveurs, les années et les terroirs comme l'on dirait d'un excellent vin.

Au cours de mes déplacements j'ai eu la chance de rencontrer une huilerie familiale. Le fondateur, André Vigean, est le grand-père de l'actuel patron !

Rares sont les huileries artisanales françaises qui ont su survivre à la multiplication, dans les années 60, des huileries industrielles.

La Maison Philippe Vigean est l'une de celles-ci. Héritière d'une longue tradition, elle perpétue de père en fils, le savoir-faire de l'artisan huilier.

Le fondateur André Vigean, et son fils Philippe, ont maintenant transmis, à Eric Vigean le " tour de main ".

Depuis plusieurs années, Eric Vigean a été sélectionné comme dégustateur officiel d'huile d'olive au Salon international de l'Agriculture de Paris.

J'ai appris par ces " génies " comment reconnaître une bonne huile de table, ainsi que leurs vertus de santé reconnues par les autorités sanitaires du monde entier.

Les bonnes huiles d'olive vierges extra biologiques doivent être de 1$^{e}$ pression à froid, avec moins de 1 % d'acidité. Les autres huiles vierges ne doivent pas dépasser 2 % d'acidité.

## Indications thérapeutiques des huiles :

**Amandes douces.** Usage externe – Soins de la peau

**Bourraches.** Usages internes et externes – Prévention des rides, traitement de l'eczéma, troubles prémenstruels, ménopause, prévention des risques cardiovasculaires.

**Carthame.** Oléique. Réduit l'agrégation plaquettaire, tension artérielle, triglycérides, cholestérol LDL ; prévention des troubles cardiovasculaires.

**Chanvre.** Externe : excellent pour les massages sur les zones douloureuses (connu chez les rebouteux sous le nom de Chènevis). Interne : prévient l'encrassement et l'obstruction des artères (athérosclérose, thrombose).

**Colza.** Interne : triglycérides, et cholestérol LDL.

**Noisettes.** Prévient les troubles cardiovasculaires, revitalisant de l'épiderme et des cheveux, rides et parasites intestinaux.

**Noix.** Athérosclérose, thrombose. Attention : les personnes sensibles aux aphtes peuvent réagir à cette huile par l'apparition de quelques aphtes. Les autres consommateurs n'ont jamais une telle réaction en consommant cette huile savoureuse.

**Olives.** Réduit l'agrégation plaquettaire, la tension artérielle, triglycérides, cholestérol LDL. Elle est bonne pour le cœur, l'ostéoporose, le foie, la pyorrhée dentaire (bains de bouche).

**Onagre.** Dermatite, arthrite rhumatoïde, colite ulcéreuse, peau sèche, eczéma, psoriasis, troubles prémenstruels, ménopause, troubles cardiovasculaires. Utilisation interne ou externe suivant les troubles.

**Pépins de courge.** Renforce le système immunitaire, carie dentaire, régulateur cardiovasculaire, confort urinaire (Adénome sans complication de la Prostate).

**Sésame.** Interne : prévention des troubles cardiovasculaires. Revitalisant de l'épiderme et des cheveux. Usage externe : application sur la peau et les cheveux. Excellente huile de massage pour le corps. Peut être mélangée à l'huile de chanvre au moment du massage.

**Tournesol.** Renforce le système immunitaire, antioxydant, prévient le vieillissement des membranes cellulaires, régulateur cardiovasculaire dans le cadre d'un régime varié et adapté.

## Spécialités de l'huilerie Vigean

Les 3 spécialités suivantes sont conseillées pour réduire l'agrégation plaquettaire, la tension artérielle, les triglycérides, le cholestérol LDL, prévenir l'athérosclérose et la thrombose) – Ces mélanges sont 100 % Bio.

Biocolive : Colza + Olive.

Triodor : Pépins de courge + Bourrache + Colza.

Quator : Colza + Olive + Sésame + Courge.

Quintor : Bourrache + Noix + Sésame + Chanvre + Colza.

Les huiles Vigean sont disponibles en magasins diététiques, ou à l'huilerie.

Huilerie Philippe Vigean – Les Varennes – 36700 Clion-sur-Indre – Tél. 02 54 38 64 49 – Fax. 02 54 38 65 95 Site Internet : www.huilerievigean.com

Ces informations sont, rappelons-le, libres et dépourvues de toute publicité.

# OMÉGA 3

Il existe deux types d'acides gras : Les Acides Gras Saturés et les Acides Gras Insaturés.

Oméga 3 est un acide gras insaturé que l'on trouve essentiellement dans les poissons. Son action et son utilité en pathologie vasculaire ne sont plus à démontrer et totalement reconnues par le corps médical.

Quatre effets sont incontestables :

Action fluidifiante sur le sang.
Diminution des Triglycérides.
Diminution des troubles du rythme cardiaque.
Diminution du risque d'arrêt cardiaque.

Les chercheurs en pointe sur les Oméga 3 conseillent d'en consommer 1,25 g/jour

Les poissons les plus riches en Omega 3 sont : le saumon, le maquereau et le thon. Mais pour obtenir la quantité nécessaire de 1,25 g/jour, il serait nécessaire d'en consommer plusieurs kilos à chaque repas car la cuisson détruit une partie de la matière si précieuse.

Sur le plan quantitatif, les acides gras Oméga 3 ne sont pas suffisamment présents dans les aliments, mais les acides gras Oméga 6 (huiles alimentaires végétales) présents en trop grande quantité, empêchent pour des raisons métaboliques, la bonne utilisation des Oméga 3 (Docteur J.M Bourre – Inserm- dans : www.world-medical-clinic.com consulté le 03/12/03).

Les Esquimaux sont très protégés contre les maladies cardio-vasculaires, ainsi que de certaines maladies de peau dont le Psoriasis.

Le rapport quantitatif Omega 3 / Omega 6 dans l'alimentation des Esquimaux est de 1/3 ; il était de 1/5 pour l'Homme de Cro-Magnon. Il s'établit pour les Occidentaux actuels à seulement de 1/15 au mieux et à 1/50 pour la majorité de la population citadine.

Le mécanisme d'action est très mal connu. Mais dans quelques années, les nombreuses équipes de chercheurs en activité dans le monde nous apporteront réponses et preuves. Il semble que la fluidité des membranes cellulaires soit la réponse. Le Docteur Max Rombi a écrit un remarquable ouvrage édité par les éditions Alpen/Romart à Monaco (Tel.+377 97776210). D'après le Dr Rombi, “ ...protéger la fluidité membranaire, c'est aussi agir contre les radicaux libres, qui l'attaquent et cherchent à la rigidifier : les anti-oxydants, sont vos alliés dans la recherche de la fluidité.. ”.

L'effet majeur des huiles de poisson est d'abaisser les triglycérides du sang. Mais des huiles de poisson ont aussi démontré des effets surprenants sur le muscle cardiaque. Elles produisent un effet anti-arythmique, ainsi qu'une action favorable sur l'hypertension. Après intervention chirurgicale la récupération est meilleure. Dans l'intérêt de votre système cardiovasculaire, il est nécessaire (la communauté scientifique est globalement d'accord) que les acides gras poly-insaturés Oméga 3 soient présents dans votre alimentation.

Vous pourriez également trouver des Oméga 3 chez votre pharmacien, en maison de régime, et dans les parapharmacies. Pour ceux qui sont éloignés de ces trois réseaux de distribution, signalons deux laboratoires repérés qui vendent par correspondance ces Omega 3 :

Valorimer B.P 11626- 29551 Quimper. Tel. 02 98 90 30 30
“ les richesses de la mer pour votre bien-être ”.

Ce laboratoire indépendant s'est spécialisé dans les produits issus de la mer, des animaux marins, ou de la flore marine. Il propose les produits suivants :

Omega 3 – Pour prévenir ou réguler les taux légèrement augmenté de Cholestérol ou de Triglycérides. Dermatoses, eczéma, psoriasis.

Omega 3+ – Pour intervenir rapidement et efficacement dans les cas où les taux de Cholestérol et de Triglycérides sont très élevés. La fluidité du sang s'en trouve améliorée. A éviter si vous prenez des anticoagulants, de l'aspirine, ainsi qu'aux femmes enceintes, précise le laboratoire.

Laboratoires Oligo-Santé 38 rue Lantiez – 75017 Paris Tel.01 53 06 65 00. Ce spécialiste des régimes hyperprotéinés a progressivement étendu sa gamme à des complément alimentaires.

Omega 36/24 apporte en forte concentration les acides gras polyinsaturés EPA-DHA qui jouent un rôle important dans la régénération des membranes cellulaires, et participent à la protection du cœur et des vaisseaux.

Il y a moins de 10 ans, une spécialité d'huile de saumon (Maxepa) était remboursée par la Sécurité sociale française ; les médecins en prescrivaient. Mais le remboursement a cessé.

Ces informations gratuites sont, rappelons-le, libres et dépourvues de toute publicité.

# LA CUISSON VITALITÉ

Les patients sont de plus en plus soucieux de leur forme et de leur vitalité. Ils cherchent souvent à s'informer sur la qualité de leur alimentation. Pas seulement des dangers possibles des additifs de toute catégorie dont ils trouvent les noms sur les emballages alimentaires. Mais ils sont, surtout, à la recherche d'aliments sains, riches en vitamines, anti oxydants, acides aminés...

Beaucoup de consultations médicales, toutes spécialités confondues concernent les fatigues chroniques, la déprime débutante, et de nombreuses maladies nouvelles, " dites modernes ", qui sont dues en majeure partie à une qualité alimentaire dégradée par la pollution et les cuissons agressives. La cuisson à la cocotte minute surchauffe les aliments en détruisant la majeure partie des vitamines qu'ils contiennent.

Le micro-onde modifie les aliments en détruisant une grande partie de leurs principes essentiels pour notre métabolisme.

Certains industriels se sont penchés sur ce problème majeur de la cuisson des aliments. Une société Française a mis au point un Omnicuiseur.

Cet appareil cuit tout : légumes, viandes, poissons, crustacés, céréales, pâtisseries...

Toutes les cuissons sont possibles : à la vapeur, doré, gratiné, braisé, à l'étouffée... Il sait également mijoter, et décongeler. Tout cela est possible grâce à la vapeur et aux infrarouges, 95°, avec les avantages suivants qui sont précisés sur la notice :

- Protection des vitamines (98,6 % de la vitamine C) ;

• Sels minéraux, oligo-éléments et fibres préservés ;

• Pas de dégradation des acides gras essentiels (Oméga 3/6/9). Aussi les acides gras essentiels, mono et poly-insaturés, d'un rôti de porc restent intacts.

Cet appareil permet de cuire sans graisse. Mieux, il dégraisse à 95 %.

La cuisine est légère, digeste et savoureuse. Les aliments gardent leur saveur naturelle, sans qu'il soit nécessaire, par exemple, d'ajouter du sel.

Une énergie magique ! Il utilise deux énergies traditionnelles employées par les plus grands cuisiniers : la vapeur sans pression, et les infrarouges. Les préparations se font en quelques minutes.

Côté pratique pour la maîtresse de maison : pas de vaisselle, pas de nettoyage, gain d'énergie, de place et de temps. Moins grand qu'un micro-onde, il trouve sa place partout. Aucune projection, pas de fumée, pas de four à décaper, un seul plat à laver. Le plat se garde au chaud 45 minutes après cuisson.

Après 48 heures d'utilisation, vous vous demanderez, comme moi, comment vous avez pu vous en passer aussi longtemps. !

Contact : Sur les Salons Marjolaine, Médecines Douces, ainsi que sur toutes les Foires Bio et Mieux vivre. Expédition dans le monde. Documentation gratuite sur demande :

Mondial David Vitalité – 1bis rue du Benelux

44333 Nantes - Cedex 03 Tel 02 51 89 18 40 – Fax 02 51 89 16 89 – www.omnicuiseur.com

Ces informations gratuites sont, rappelons-le, libres et dépourvues de toute publicité.

# LUMINOTHÉRAPIE

**Que la Lumière soit !**

Ce n'est pas par hasard que vous aimez vous mettre au soleil ! Ce n'est pas non plus un hasard si, l'hiver, votre moral a tendance à faire du " saut à l'élastique ", c'est-à-dire à chuter pour remonter... provisoirement.

Si vous constatez que, dés le retour du printemps, vous allez nettement mieux, c'est que vous manquez de soleil. Si votre budget ne vous permet pas de vivre l'hiver dans l'hémisphère sud, j'ai pour vous une solution à tester en attendant... le printemps. Bien utilisée, la Luminothérapie (la thérapie par la lumière) vous permettra peut-être de retrouver moral et vitalité.

Grâce à des lampes spéciales vous pouvez effectuer une cure de lumière à votre domicile sans danger, et retrouver en quelques jours optimisme et bon moral. La lumière que vous recevez en plein été stimule votre hypophyse qui vous restitue, dès votre coucher, le bénéfice acquis, sous forme d'une hormone : la Mélatonine. Cette hormone se trouve en taux affaibli chez les personnes non exposées à la lumière et diminue avec l'age, comme la DHEA. On constate également que cette hormone est déficiente chez les personnes souffrant de dépression saisonnière, et que son rôle d'anti-oxydant majeur est capital pour préserver le capital jeunesse.

Il y a une trentaine d'années, un médecin, le Dr Le Fébure, avait utilisé des lampes de forte puissance pour stimuler le psychisme de certains patients. Il s'était appuyé sur des observations personnelles et traditionnelles de communautés d'Afrique Noire. Mais, mélangeant occultisme et sciences, la communauté médicale européenne ne l'avait pas suivie dans ses conclusions hasardeuses.

Si vous êtes affectés par le Trouble Affectif Saisonnier (TAS), c'est que vous souffrez au moins d'un des troubles suivants : état dépressif, fatigue persistante, besoin de s'isoler, pertes de productivité, d'intérêt, et de motivation. Le besoin excessif de sommeil, une augmentation de l'appétit, principalement pour les aliments sucrés, sont encore des caractéristiques du TAS.

La Luminothérapie consiste à vous exposer à une lumière. Vous n'avez pas besoin de vous déshabiller : il vous suffira de regarder une lampe (sans danger pour les yeux) sans porter de lunettes de soleil. Le processus se déclenche avec un message nerveux transmis par la rétine au cerveau. Cette intensité varie de 2500 à 10000 lux (le lux étant l'unité d'éclairement).

Ces appareils ne sont plus réservés aux hôpitaux ou aux psychiatres. Chacun peut se faire une cure de lumière à domicile en prenant quelques précautions simples.

Les lampes doivent êtres faites pour la Luminothérapie. Les lampes halogènes, lampes infrarouges, et à bronzer doivent être exclues de cette cure et ne doivent jamais être dirigées vers les yeux.

La séance doit avoir lieu le matin avant midi. On peut lire, regarder la télévision ou prendre son bain en effectuant les quelques minutes de la séance.

Les effets se font sentir en général en moins de 10 jours.

En cas de problèmes liés aux décalages horaires ou aux horaires de nuit, les effets seront ressentis par un meilleur dynamisme dés le réveil.

L'intensité d'une lampe est 25 fois moins puissante que celle du soleil, les contre-indications sont donc réduites, mais n'hésitez pas à en parler à votre médecin ou à votre ophtalmologue.

Pour ceux qui désirent tester, à moindre coût, les effets d'une telle cure, vous pouvez commencer par vous procurer une lampe marque " Osram Dulux EL " 20W Longlife 12 years = 15 000 heures d'éclairage. Vous la trouverez chez votre électricien et dans les grandes surfaces de bricolage.

Une Société finlandaise commercialise ces lampes en France sous le nom de Medi-Light. Vous trouverez également ces lampes en Belgique et en Suisse.

Pour la France, on a pu repérer :

L'Essentiel : 4 passage du Génie – 75012 Paris – Tel. 01 43 73 81 87 & 01 40 09 10 70 – Fax 01 43 73 81 87.

et la société Interlux : 83 Avenue Jean Chaubert – 31000 Toulouse – www.luminologie.com
Cette société diffuse des appareils de Luminothérapie, et organise des stages de luminologie pour améliorer le confort psychologique et émotionnel.
Ces informations gratuites sont, rappelons-le, libres et dépourvues de toute publicité.

# VÉRITABLE HUILE DE HAARLEM

La commercialisation des huiles de Haarlem date du XVIe siècle, et leur histoire est liée à celle de l'alchimie hollandaise.

La formule la plus réputée est celle qui associa au soufre les essences du pin et de l'huile de lin. D'après la tradition alchimiste, cette formule serait " ouverte ", les chimistes d'aujourd'hui diraient : biodisponible.

C'est l'alchimiste Tilly qui dans la droite ligne de Paracelse réalisa cette formule moderne.

L'Huile de Haarlem fut tout d'abord connue dans toute l'Europe, dès 1696, pour ses succès dans les lithiases urinaires et biliaires.

Pour ceux qui tenteraient de ridiculiser cette formule, j'ai le plaisir de les informer que le Professeur Jean Hamburger la faisait figurer dans sa " Petite encyclopédie médicale " en 1963. Cette huile était encore remboursée par la Sécurité sociale française il y a seulement quelques années.

Le rôle du soufre est encore très connu pour son rôle détoxifiant, éliminateur des toxines au niveau hépatique et biliaire.

Il y a 3 différentes formes de soufre :

*Le soufre minéral* : très peu absorbable par l'organisme.

*Le soufre organique oxydé* (sels) : peu assimilable ou toxique.

*Le soufre organique non oxydé* : l'huile de Haarlem.

Ce soufre hautement biodisponible sera immédiatement assimilé par l'organisme. C'est un soufre " prêt à l'emploi ". Or plus nous vieillissons, plus il nous faut du soufre, macro-élément pour tout notre organisme (articulations, cheveux, peau, ongles....).

La plupart des cures thermales proposent des eaux minérales soufrées. Ces eaux apportent du soufre biodisponible. L'huile de Haarlem peut être un " inter cure " thermale à domicile.

Le Professeur Jacquot, de la faculté de Pharmacie de Chatenay a réalisé en 1984 et 1986, des travaux incontestables sur cette huile.

Il en résulte les indications suivantes, démontrant qu'elle traite les maux suivants :

- Troubles du fonctionnement hépato biliaire.
- Troubles associés à une lithiase urinaire.
- Certaines manifestations arthritiques.
- Affections bronchorrhéiques.
- Parasitoses intestinales (oxyurose, ascaridiose).

Suivre scrupuleusement les indications du laboratoire, et boire abondamment.

Cet ancien médicament est maintenant vendu et présenté comme un complément nutritionnel. Il faut le préciser dans le cas où votre pharmacien ne le chercherait pas dans la liste des compléments nutritionnels. En France, l'huile de lin (elle est interdite) est remplacée par de l'huile d'Onagre. Dans les autres pays, comme la Belgique ou le Luxembourg, vous trouverez la formule originale avec de l'huile de lin.

Dans tous les pays, vous l'obtiendrez en la demandant à votre pharmacien.

Si vous souhaitez vous en procurer par correspondance vous la trouverez, en téléphonant au Luxembourg, au distributeur, La Royale, Numéro Vert gratuit pour la CEE et Suisse : 00 800 29 06 82 76.

<u>En France</u> : En pharmacie, Véritable huile de Haarlem code CIP 735 8325.

Ces informations sont, rappelons-le, libres et dépourvues de toute publicité.

# BAUMSTAL

Baumstal propose toute une gamme d'ustensiles de cuisine pour une cuisson saine. La batterie de cuisine est réalisée en acier inoxydable 18/10, composé à 18 % de chrome, 10 % de nickel, et à 72 % de fer.

Aucun revêtement émaillé ou anti-adhérent qui finit à la longue par se détériorer et par se mélanger aux aliments. Elle n'a pas la porosité de la terre cuite, ni la réactivité chimique de l'aluminium ou du cuivre et n'altère donc pas la pureté des aliments.

C'est le meilleur matériau de cuisson à ce jour, parfaitement adapté à la cuisson crue préconisée avec la gamme Baumstal.

Ces ustensiles sont en vente dans la plupart des magasins de diététique.

Une unité de cuisson se présente comme une " couscoussière ", avec deux ou trois étages d'ustensiles posés les uns sur les autres, mais que l'on peut, au choix, utiliser seuls.

La solution originale proposée par Baumstal est la cuisson crue ou cuisson sans eau en circuit fermé. Sans eau, sans sel, sans graisse, les légumes, doucement, délivrent leur jus sans brûler. L'intégrité biologique des sels minéraux et des vitamines est préservée.

En cocotte ou à la poêle, privilégiez les cuissons " grande forme et grande saveur ". Sans adjonction de graisse, la viande est saisie sans carbonisation nocive pour la santé.

Les œufs sans graisse c'est possible. Il suffit de mettre un centimètre d'eau au fond de la poêle : c'est incroyable mais vrai !

Pour les gourmands de poissons, vous pourrez à chaque repas faire cuire du poisson : le poisson poché, le poisson sur lit de légumes, la poisson au four, à la vapeur, au court-bouillon, entier...

Pour les céréales, la cuisson Baumstal aura pour but d'amollir les fibres et de les rendre plus digestes, de " prédigerer " les amidons, et de préserver les vitamines et sels minéraux assimilables.

Vous pourrez aussi faire vous-même les yaourts au lait ou au soya, les compotes, les confitures, crêpes et flans.

En positif : vous pourrez faire cuire dans la même cuisson rôti, légumes, et flan aux fruits. Ou encore dans la même cuisson, légumes, poissons, compote. C'est génial. Merveilleux cadeau de mariage qui dure une vie et... plus.

En négatif : quand on a commencé à utiliser une partie des accessoires, marmite, faitout, poêle, on a envie de cuisiner avec le restant des 18 ustensiles de la gamme. D'où la nécessité de se débarrasser de sa vieille vaisselle !!!

Contact : présent sur tous les salons grand public et professionnels : Marjolaine, Médecine Douces, Naturadiet...

Documentation – Euro Baumstal – B.P 16 – 67820 Wittisheim – Tel. 03 88 85 83 64 – Fax. 03 88 85 84 44 - www.baumstal.com

Ces informations sont, rappellons-le, libres et dépourvues de toute publicité.

# KYMDAN

**Si vous en avez plein le dos, le Latex sera votre libérateur**

Qu'est-ce que le Latex ?

Le Latex est un liquide laiteux qui est extrait de l'arbre à caoutchouc " Brasiliensis Hevea ". Il faut récupérer le latex de 409 arbres, une fois par jour, pour réaliser un matelas double-classe Kymdan.

Pourquoi vous parler des matelas Kymdan et pas d'une autre marque ? Parce que c'est seule référence que j'ai trouvé où la méthode de récolte ne détruit pas la flore, la faune, et ne pollue pas.

Le Latex est naturel et non pas synthétique, il ne contient aucun produit chimique toxique, nocif à l'environnement ou à la peau de l'utilisateur. Si d'autres fabricants se manifestent, nous serons heureux de faire connaître leur matelas.

Le latex ne confine pas les acariens, les bactéries en général. Grâce à sa structure quadrillée de microscopiques bulles d'air, le matelas respire réellement pour enlever l'humidité du corps. C'est, entre autre, pour cette raison que de nombreux hôpitaux dans le monde possèdent des lits en Latex pour les malades souffrant d'escarres ou susceptibles d'en déclarer. L'été, le Latex respire et aère le corps ; l'hiver, il garde la chaleur.

Mais pour mon dos me demandez-vous ?

Le matelas en Latex n'est pas " dur ". Il est ferme, et le Kymdan en " moulant " certaines parties du corps, en n'importe quelle position de sommeil, fournit de la douceur et du confort.

Comme de nombreux confrères dans le monde, je recommande des matelas 100 % Latex naturel.

Le Latex est ferme et élastique ! Le matelas maintient le corps et aide mécaniquement à soulager le dos (muscles), les vertèbres, les cervicales. Les tissus mous : coudes, genoux, chevilles et hanches, sont soutenus et perçoivent une douceur inhabituelle.

Le sommeil de qualité peut enfin devenir une habitude !

Pour la France on peut contacter Kymdan France 7/9 rue du Dr Charles Richet – 75013 Paris – Tel 01 44 23 76 37 – Fax : 01 44 23 82 98.

Pour les adresses partout dans le monde : www.kymdan.com.

Ces informations gratuites sont, rappellons-le, libres et dépourvues de toute publicité.

# L'EAU D'ÉMERAUDE

*" Je mets d'une eau d'émeraude si agréable... sur ma jambe... elle console et perfectionne tout ".*

*Madame de Sévigné – 20 Juin et 1er Juillet 1685*

C'est à la suite d'une violente chute que mon genou droit se mit à gonfler pour devenir en 30 minutes aussi gros qu'un pamplemousse.

J'animai un séminaire sur les massages et j'envisageai soudainement, sous l'emprise de la souffrance, d'interrompre ce séminaire. Une de mes stagiaires me proposa d'appliquer sur ce genou un épais coton imbibé d'Eau d'Emeraude. Pour plus d'efficacité, j'enveloppai le coton et le genou d'un film alimentaire afin de réaliser un véritable enveloppement étanche. En une heure et demie, le volume diminua de moitié et la douleur disparut totalement. Inutile de préciser que le séminaires ne fut pas annulé, à l'étonnement des stagiaires et de moi-même !

Comme Madame de Sévigné, je fus à mon tour envoûté par l'Eau d'Emeraude que je vais vous présenter.

Cette Eau surprenante fut apportée au XVIIe siècle par une jeune fille qui se présenta comme bonne chez les Sœurs Bénédictines de Notre Dame du Calvaire. Un apothicaire anonyme lui avait légué la formule en remerciements de ses services.

Un accident de carrosse l'ayant blessée à la jambe, Madame de Sévigné eut recours à cette Eau. Elle en fait l'éloge à sa fille dans deux lettres, dont vous avez lu un extrait ci-dessus.

## Qu'est-ce que l'émeraude ?

C'est une lotion naturelle pour la peau et l'hygiène buccale. Elle est composée d'alcool, de plantes et d'huiles essentielles.

Elle est toujours fabriquée par les Sœurs Bénédictines de N.D du Calvaire qui ne chôment pas : 7000 litres par an déclarés sur le site Internet que j'ai consulté.

## Comment s'en servir ?

En compresse sur tous les petits bobos et égratignures, les peaux des jeunes gens et des jeunes filles, mais aussi toutes les petites imperfections des adultes.

Pour les hommes, elle permet de calmer le feu du rasoir bien que dans les premières secondes, elle semble parfois chauffer...

Je me demande souvent pourquoi les religieuses de nos couvents ont une plus jolie peau que les femmes de nos villes. Peut-être que l'Eau d'Emeraude répond à cette question ?

En bains de bouche, toutes les petites affections courantes seront solutionnées.

Une dame très âgée m'avait confié qu'en cas d'émotion forte, joie comme peine, ainsi qu'en cas de fatigue, un petit bouchon dans un verre à cognac lui redonnait du punch. J'ai essayé à mon tour ; l'effet a été rapide !

Mais est-ce à la formule de plantes ou à l'alcool que ce dynamisme est dû ?

La fabrication et les commandes peuvent êtres effectués directement à l'adresse suivante :

Fabrication des Bénédictines : 73 route de mi Feuillage – 45460 Bouzy la forêt – Tel. 02 38 46 88 99.

Si vous passez directement au monastère vous verrez comme elles ont un joli sourire, et une jolie peau, les petites sœurs.

De nombreux monastères de France revendent l'Eau d'Emeraude ; les magasins de *L'aide au Travail des Cloîtres* de Paris, Lille, Lyon, Bordeaux, Marseille, Rennes, Toulouse en commercialisent également.

Pour Paris : Artisanat Monastique – 68 bis Avenue Denfert-Rochereau – 75014 Paris – Tel. 01 43 35 15 76.

Ces informations gratuites sont, rappelons-le, libres et dépourvues de toute publicité.

# ENOCERIDE

Enoceride est un complément nutritionnel vendu en direct par le Laboratoire Le Stum, à Lorient. Vous ne le trouverez pas en pharmacie ou en maison de diététique.

Jusqu'à présent, l'intérêt des compléments alimentaires dans la prévention des processus oxydatifs et du vieillissement cutané a été peu étudié. Des molécules antiradicalaires sont souvent utilisées dans la prévention du vieillissement cutané, mais l'effet des vitamines et des oligoéléments à fonction antioxydante (vitamine C, sélénium) n'a pas été clairement démontré.

Les résultats obtenus sur la peau par ce produit sont très étonnants. Pour éviter des reproches en parlant d'un produit dont l'efficacité n'est pas prouvée, j'ai cherché si une référence scientifique existait sur ce produit. Je l'ai trouvée.

Il s'agit d'une étude réalisée par Groupe Santé Recherche (Toulouse) et par le Centre de Recherche Clinique agrée, sous le contrôle de ministère chargé de la Santé. Cette étude a été réalisée avec le soutien de Conseil régional de Bretagne, dans le cadre du programme Britta sur les Biotechnologies.

Les résultats visibles sur l'élasticité cutanée varient de 1 à 3 mois suivant l'age des femmes testées, de 40 à 69 ans.

Les rides : chez 62 % des sujets l'étude a constaté une diminution des rides en général.

Enoceride est un complément alimentaire 100 % naturel, composé d'ingrédients issus de technologie de pointe et associant :

• des actifs biologiques d'origine marine : hydrolysat de collagène, glycosaminoglycanes, extraits huileux.

• Des vitamines et minéraux : Vit.C, Vit. E, bétacarotène, calcium, phosphore, potassium, zinc, magnésium, fer, manganèse, cuivre, sélénium. Cette formulation originale permet de renforcer le pouvoir hydrophile des éléments d'origine marine par l'effet antioxydant des vitamines et minéraux.

Le Laboratoire Le Stum présente ce produit dans le cadre de la régénération cutanée. Il indique principalement les résultats suivants :

Amélioration de l'hydratation cutanée,
Diminution du microrelief cutané,
Augmentation du renouvellement cellulaire,
Favorisation à la synthèse du collagène,
Favorisation à la souplesse de la peau,
Accélèration du renouvellement de l'épiderme,
Très bonne tolérance clinique et biologique.

Les effets les plus spectaculaires sont visibles sur l'acné, le psoriasis, l'eczéma, la peau sèche, l'herpès, et le zona.

Avant un lifting, la peau reprend un aspect plus tendu, et optimise les résultats de la chirurgie. En commençant une cure d'Enoceride vers 35 ans, le laboratoire indique que vous retarderez probablement l'apparition des relâchements cutanés susceptibles de vous faire envisager un lifting.

Référence : Laboratoire Le Stum – Lorient – Tel. : 02 97 88 15 88.

Ces informations gratuites sont, rappelons-le, libres et dépourvues de toute publicité.

# LES ALGUES

## Le lait de la mer

Les algues restituent ce que la mer contient de plus intéressant : les oligo-éléments et les minéraux.

Il faut ajouter les protéines, dont les Laminaires séchées contiennent 12 %.

Les algues contiennent 42 % de glucides, de la cellulose, donc des fibres, et très peu de glucides.

Point faible : les algues ne contiennent pas de vitamines ; ou si peu... Les oligoéléments contenus dans les algues sont en revanche très nombreux. Les principaux sont :

• L'Iode (I) dont notre thyroïde est très gourmande.

En cas de carence en Iode, un goitre peut se manifester. L'hyper et l'hypothyroïdie provoquent maigreur ou obésité. Les laminaires en contiennent 700 mg.

• Le Calcium (Ca), capital et indispensable pour le développement du squelette. La contraction musculaire, y compris le cœur, le système nerveux, la synthèse de l'insuline ont besoin du Ca pour remplir leurs fonctions respectives.

Les besoins en Ca pour un adulte sont de 1 gramme. Et 25 grammes de laminaires séchées en contiennent 4 grammes, soit 4 fois notre besoin.

• Le Magnésium (Mg) est carencé dans notre alimentation à cause de la production industrialisée. Il est l'aliment de nos cellules nerveuses. Sans Mg, la nervosité, l'insomnie, et peut-être la dépression s'installent. Le Mg contrôle l'action du Calcium, du Potassium, du Sodium. Notre corps contient environ 25 mg de Magnésium, réparti dans le squelette.

100 grammes de laminaires en contiennent 100 fois plus, soit 2500 mg (2,5 grammes).

• Le Phosphore (P) joue un rôle important dans le principe du vieillissement. Il favorise la fixation du Calcium. Il est nécessaire dans la prévention de l'ostéoporose.

Le Phosphore représente 1 % de notre poids ; pour un adulte de 65 kilos cela représente 650 grammes ! Si une carence se manifeste, les gingivites et les caries s'installent. L'arthrite le rachitisme, les déséquilibres du système nerveux apparaissent.

Il n'est pas nécessaire de consommer chaque jour 650 grammes de phosphore mais de compléter chaque jour les pertes subies. 100 grammes de laminaire en contiennent un gramme.

Le Potassium peut entraîner un diabète après une cure de diurétique mal conduite. Une fatigue musculaire et des crampes sont parfois les conséquences d'une perte de potassium. Notre organisme contient environ 120 grammes de Potassium.

Les laminaires séchées en contiennent 7,5 grammes par 100 grammes.

• Le Silicium joue un rôle capital dans la formation des os. Il est à l'origine de la synthèse du collagène et de l'élastine. Toutes les algues sont riches en silicium.

• Le Soufre est nécessaire au foie, il contribue au traitement interne et externe des maladies de peau et de certaines pathologies respiratoires. Notre corps contient environ 245 grammes de soufre. Les algues, à quantité égale, en contiennent autant que la viande.

On trouve sur les côtes bretonnes plus de 20 sortes d'algues comestibles.

On distingue 3 sortes d'algues : les brunes, les rouges et les vertes.

Les algues brunes : le Kumbu très riche en Calcium, l'Aramé très riche en Iode et Calcium, l'Iziki riche en minéraux, et les " pâtes de mer " vivant dans l'Atlantique.

Le Haricot de mer, algue tonifiante et reminéralisante, riche en Vit C et en alginates. Utilisée en alimentation humaine, herboristerie, diététique, cosmétique.

La Wakame, riche en protéines et en vitamines (B6, B12).

Les algues rouges : le Nori riche en protéines jusqu'à 47 % du poids sec et équilibré en acides aminés essentiels. Riche en acides gras essentiels, vit. A et vit. B , il est utilisé en herboristerie et cosmétique. Les feuilles de Nori sont utilisées pour faire des rouleaux avec du riz pour sushi.

L'Agar-agar connu comme gélifiant dans les puddings, le nappage des tartes, les glaces, les confiseries et les fromages fondus.

La Dulse dotée de propriétés reconstituantes et tonifiantes, riche en Vit. C et fibres alimentaires. Très riche en protéines (24 % du poids sec), elle comporte des concentrations importantes en Fer et Magnésium.

Le Lichen carraghéen (chondrus crispus) est une algue riche en vitamines A/C/E/B, en oligoéléments. Elle est utilisée en alimentation humaine, en herboristerie, en cosmétique.

Les algues vertes : elles sont très riches en chlorophylle.

La laitue de mer : utilisée comme ingrédient dans les soupes, peut être consommée en salade. Riche en protéines, en vitamines (richesse exceptionnelle en provitamine A), et en Fer. Le magnésium peut atteindre 2 à 3 % de la matière sèche.

La Spiruline : des centaines de livres lui ont été consacrés. Nous ne développons ici que ses qualités exceptionnelles contrôlées par l'analyse. Excessivement petite, de la taille de 250 microns, elle se développe dans les eaux tropicales et subtropicales. Elle est maintenant cultivée en bassin. Son intérêt réside essentiellement dans sa richesse en protéines, en vitamine E, en bêta carotène, ainsi que dans sa couleur bleu-vert intense.

Grâce à ses acides gras essentiels (que le corps humain ne peut pas produire) et ses vitamines, la Spiruline possède une action cytostimulante et régénératrice. Ses protéines donnent un effet réparateur et restructurant aux tissus. La Spiruline est utilisée en cosmétique (masques, gels, bains, enveloppements), en diététique comme complément alimentaire. La Spiruline fait l'objet, en France, de la part du Conseil supérieur de l'Hygiène publique, d'un avis favorable pour son utilisation en alimentation humaine comme toutes les autres algues citées précédemment dans ce chapitre.

La Salade de mer est une préparation spécifique de la société Setalg qui mélange trois sortes d'algues alimentaires : Dulse, Nori, Laitue de mer. Ces algues sont 100 % naturelles. Ce mélange intelligent apporte : protéines, Acides Aminés essentiels, Acides gras polyinsaturés, vitamines A/B/C et provitamines A, fibres alimentaires, Fer, Magnésium. Soupes, salades, omelettes, ce mélange relève la saveur de tous les plats, et tout spécialement celle des poissons sur lesquels elle est utilisée en condiment.

La Chlorella, est une micro algue d'un diamètre de 5 microns. Elle est cultivée au soleil dans des bassins ventilés. Exceptionnelle, elle contient environ 60 % de protéines et tous les acides aminés essentiels. C'est également une très bonne source de vitamines A et B12, de niacine, de chlorophylle, de fer, de sélénium et de zinc.

Le Lithothamne (Lithothamnium Calcareum) est un sédiment marin constitué par un ensemble d'algues rouges calcaires de petites tailles (2-10 centimètres). Sa composition est très riche en Calcium et Magnésium. Son origine marine, sa richesse en oligoéléments, son pouvoir désincrustant et absorbant en fait un produit très prisé pour la confection de cataplasmes et des enveloppements pour les centres d'esthétique ou de thalassothérapie. Il est également utilisé dans la fabrication des bains d'algues et de sels de bains.

Le Lithothamne Peeling (250 microns), par son action desquamante, débarrasse la peau de ses cellules mortes et de ses impuretés et favorise la pénétration des actifs marins.

Complément alimentaire : très riche en Calcium, Fer, Magnésium.

Agriculture : ce sédiment marin apporte au sol une trentaine d'oligoéléments, en plus du Calcium et du Magnésium.

La Criste Marine : c'est une plante médicinale aromatique ancrée parmi les rochers, et les sables marins. La société Setalg la récolte à un période précise où la plante est particulièrement riche en huiles essentielles (H.E).

Cette H.E est très efficace sur les bleus après un choc (éviter les yeux sous risque de brûlure). Elle est riche en Fer, Silice, vitamine C.

Les richesses de ces plantes et sédiments ouvrent la perspective de pouvoir fabriquer des médicaments, ou des compléments alimentaires tout à fait exceptionnels.

Les commentaires sur les Algues sont nés de la lecture d'un article paru dans la revue “ La Vie Naturelle ”, excellente revue mensuelle que vous trouverez dans tous les kiosques.

La Société Setalg, établie sur le plus grand champ d'algues d'Europe, nous a gracieusement fourni une importante documentation avec les fiches techniques nécessaires à votre information (nous en remercions le personnel et le directeur général, D.Hernandez).

Si vous souhaitez visiter un des paradis bretons, rendez-vous à la presqu'île de Pen-Lan.

Setalg France : Presqu'île de Pen-Lan – B.P 24 – 22610 Pleubian – site web – www.setalg.com.

Ces informations gratuites sont, rappelons-le, libres et dépourvues de toute publicité.

# Chapitre VI

## COMPRENDRE L'HERBORISTERIE : TRENTE PLANTES CHOISIES

### L'histoire des herbes médicinales

Toutes les civilisations anciennes ont utilisé les plantes à des fins médicinales.

Des tablettes d'argile datant de quelque 4000 ans av. J.-C. attestent que des apothicaires connaissaient les vertus des plantes, notamment de la réglisse et du thym. Le Pen Tsao, herbier chinois datant de plus de 3000 ans av J.-C., renferme un millier de formules curatives végétales, sans doute utilisées depuis des millénaires.

### La Phytothérapie

L'utilisation des herbes pour guérir ou combattre la maladie est aussi ancienne que l'homme. L'industrie pharmaceutique est née de l'utilisation des propriétés thérapeutiques de certaines plantes ; aujourd'hui encore, un grand nombre de médicaments délivrés sur ordonnance sont composés de substances végétales administrées en dosages contrôlés.

## Les herbes médicinales communes

L'action des plantes décrites dans ces pages résulte d'effets pharmacologiques observés. Ces observations découlent de données empiriques basées sur l'histoire, sur des études cliniques et sur des tests menés chez les êtes humains et chez les animaux. Bien que les plantes soient sans danger lorsqu'on les absorbe dans des quantités raisonnables, il faut exercer une vigilance certaine.

L'un des mythes, très répandu aujourd'hui, c'est que tout ce qui est naturel est sans danger. Rien n'est plus faux. Quelques-uns des poisons les plus dangereux viennent du règne végétal. D'ailleurs, on se rappellera que les médicaments les plus puissants, délivrés sur ordonnance, sont fabriqués avec des extraits de plantes hautement toxiques dans leur état naturel.

## Concentration, extrait standardisé, dosage : comprendre une étiquette de produits de phytothérapie

Les préparations commerciales à base de plantes sont de plus en plus abondantes, mais il n'est pas facile d'arrêter son choix. Pour cela, il faut notamment pouvoir comprendre la terminologie utilisée sur les étiquettes. Par exemple, qu'est-ce qu'un "extrait standardisé" ou une concentration de 4:1 ? Le texte qui suit vous aidera donc à vous y retrouver en matière de concentrations et de dosages des divers produits de phytothérapie disponibles sur le marché.

### 1:1, 2:1, 3:1,..., comment s'y retrouver ?

L'étiquette de certains produits commerciaux précise la

concentration de la plante utilisée dans leurs produits. Ce renseignement apparaît sous forme de chiffres comme 1:1, 2:1, 3:1,...

La signification de ce genre de formule peut se traduire comme suit : X quantité en poids ou en volume de plante fraîche donne X quantité en poids ou en volume d'extrait.

Une concentration de 4:1, la concentration habituelle pour un extrait solide, signifie que 4 grammes de la plante fraîche correspondent à 1 gramme d'extrait.

Pour les extraits liquides, la concentration est généralement de 1:1.

Pour les teintures, elle est de 1:5 ou 1:10, ce qui signifie dans ce cas que 1 mesure en volume de plante fraîche se retrouve dans 5 ou 10 mesures en volume de teinture.

En prenant pour acquis que toutes les préparations sont fabriquées à partir de plantes de même qualité, un extrait solide standard (4:1) serait donc *à poids égal* :

- 4 fois plus puissant qu'un extrait liquide 1:1 ;
- 20 ou 40 fois plus puissant que des concentrations 1:5 ou 1:10 en teinture.

**Les extraits standardisés**

On les retrouve en extraits solides ou liquides. Le terme *standardisé* garantit que la préparation contient un taux standardisé d'un ou de plusieurs composés actifs de la plante. C'est actuellement le meilleur indice de qualité d'un produit.

Les extraits standardisés sont particulièrement indiqués pour des plantes comme le Ginkgo (*Ginkgo biloba*), qui requièrent de fortes concentrations pour agir pleinement.

James A. Duke mentionne une douzaine de plantes, parmi les plus populaires, pour lesquelles la standardisation est particulièrement indiquée en dépit du coût supplémentaire qu'elle implique. Il mentionne les plantes suivantes :

Calendula (*Calendula officinalis*) ;
Camomille (*Chamomilla recutita* et *Matricaria recutita*) ;
Echinacée (*Echinacea angustifolia* et *Echinacea purpurea*) ;
Onagre (*Oenothera biennis*) ;
Ginseng (*Panax ginseng*) ;
Aubépine (*Crataegus oxyacantha* et *Crataegus monogyna*) ;
Kava kava (*Piper methysticum*) ;
Réglisse (*Glycyrrhiza glabra*, syn. *Glycyrrhiza uralesis*) ;
Chardon-Marie (*Silybum marianum*);
Piment (*Capsicum* et autres variétés) ;
Mélaleuca (*Melaleuca alternifolia*).

Si la standardisation d'un produit constitue une bonne garantie, il ne faut pas en déduire pour autant que tous les produits non standardisés sont de mauvaise qualité.

**Les dosages standards**

Les posologies standards sont adaptées à un adulte de poids moyen, c'est-à-dire pesant environ 68 kilos. Pour les personnes qui pèsent beaucoup plus ou beaucoup moins, il faut adapter la posologie en conséquence.

Pour ce qui est de la durée du traitement, l'étiquette n'en fait généralement pas mention. En cas de problème aigu, les plantes agissent assez rapidement. Il n'est donc pas nécessaire de poursuivre le traitement plusieurs semaines.

En cas d'affection chronique, par contre, le traitement peut s'étendre sur plusieurs mois. Pour les traitements à long terme, il est conseillé de consulter un phytothérapeute de façon régulière - toutes les deux ou trois semaines - afin qu'il puisse reconsidérer la posologie en fonction de l'évolution des symptômes.

**L'Organisation Mondiale de la Santé**

En 1986, à Tokyo, au cours de la 4e Conférence internationale des instances réglementaires sur les médicaments (CIIRM), l'OMS a été mandatée pour établir des spécifications internationales des plantes médicinales les plus utilisées. Les lignes directrices d'évaluation ont été adoptées au cours de la 6e Conférence qui s'est tenu à Ottawa en 1991 (Source Réseau Proteus).

C'est au Who Collaborating Center for Traditional Medicine de l'Université de l'Illinois à Chicago qu'on a confié le soin de préparer les monographies.

Les experts de ce centre ont fait une revue systématique de la recherche scientifique publiée entre 1975 et 1995. Ils ont aussi consulté de nombreux livres de référence dont ceux des pharmacopées traditionnelles suivantes : africaine, allemande, britannique, chinoise, européenne, française, hongroise, indienne, japonaise, et néerlandaise.

Les monographies (2 volumes) ont été publiées à l'intention des autorités compétentes de chaque pays, ainsi qu'à des scientifiques concernés.

En introduction du 2e volume, on peut lire la phrase suivante que je laisse à l'appréciation du lecteur.

“ L'OMS encourage les pays à fournir des approches et des remèdes traditionnels sûrs et efficaces au sein de leurs systèmes de santé publics et privés ”

Site de l'OMS en français :

http://www.who.int/fr/index.html

## LA COMMISSION E

En Allemagne, la phytothérapie fait partie intégrante du programme de formation des médecins. Grâce à cet intérêt de la communauté médicale, des études scientifiques sont conduites et donnent lieu à des communications publiées. En 1996, 17 % des médicaments prescrits étaient des médicaments à base de plantes. A titre d'exemple, en Allemagne, pour traiter l'Hyperplasie bénigne de la prostate (HPBP) 80 % des produits prescrits étaient des préparations de phytothérapie. On peut se poser la question de savoir si les médecins allemands sont inconscients, ou si les médecins des autres pays sont mal informés ?

La COMMISSION E a pour mission d'évaluer scientifiquement l'efficacité, la non dangerosité, ou l'inefficacité des plantes. C'est le seul organisme officiellement mandaté par un gouvernement pour évaluer l'efficacité des plantes médicinales.

C'est la raison pour laquelle nous ferons régulièrement référence à cette structure européenne.

*Certaines des fiches suivantes sont librement inspirées des fiches publiées par le réseau Proteus auquel vous pouvez gratuitement vous abonner sur Internet. (www.reseauproteus.net).*

# ACTÉES À GRAPPES NOIRES

**Cimifuga ou Actea racemosa**

**Nom commun** : actée à grappes noires, herbe aux punaises.

**Nom botanique** : *Cimifuga racemosa* (non ancien), *Actea racemosa* (appellation moderne).

**Efficacité** : pour atténuer les symptômes de la ménopause et de la dysménorrhée (douleurs menstruelles).

**Posologie** :

2, 4 ou 6 gélules de 200 mg par jour (posologie indiquée) ou sur recommandations de votre thérapeute.

**Propriétés** :

Analgésiques, tonique général, tonique du système nerveux, diurétique, sédatif, elle régularise les règles chez les jeunes filles. Elle fait baisser la tension artérielle, ainsi que le pouls. Elle lutte contre les bourdonnement d'oreilles quant ceux-ci proviennent d'une tension élevée.

Prévenir le médecin de la prise de cette plante.

Populairement on dit qu'elle active le travail au cours de l'accouchement. La racine est utilisée pour traiter les névralgies, et certaines douleurs articulaires.

**Recherches cliniques** :

Une de celles-ci, effectuée en Allemagne en 1995, a montré que l'association de l'actée à grappes noires et du millepertuis (Hypercium perforatum) parvenait dans 78 % des cas à diminuer les bouffées de chaleur et les autres problèmes liés à la ménopause. (Réseau Proteus).

Il ne faut pas attendre de résultat avant 4 à 6 semaines d'utilisation.

**Contre-indications** :

Grossesse : déconseillée à cause des effets stimulants de l'utérus.

Pendant l'allaitement.

**Précautions** :

Ne pas confondre l'actée à grappes noires (*Actea racemosa*) avec l'actée à grappes bleues (*Caulophyllum thalictroides*) ou blanches (*Actaea alba*) **qui n'ont pas les mêmes propriétés et sont toutes les deux toxiques.**

**Ne pas consommer durant plus de six mois.**

**Déconseillée durant la grossesse et l'allaitement.**

# AIL

**Nom commun** : ail cultivé.

**Nom botanique** : *Allium sativum.*

**Par voie interne** : consommer l'ail cru ou cuit à raison de :

6 gousses par jour, en cas de grippe ou de rhume,

1 gousse par jour, pour lutter contre le cholestérol et réduire le risque d'infarctus et d'artériosclérose,

2 gousses par jour, pour abaisser une tension artérielle trop élevée.

L'ail est une source de composants riches en soufre et possède de nombreux composants actifs. Le plus efficace de ses effets, concerne le système cardio-vasculaire. Il procure une baisse de tension artérielle avec effet sur minima/maxima. Il procure les mêmes effets que les hypotenseurs. Il favorise la baisse des triglycérides et harmonise les taux de cholestérol sanguin HDL (bon) et LDL (mauvais cholestérol).

Il fluidifie le sang et réduit l'agrégation plaquettaire.

Au niveau intestinal, il réduit les fermentations, joue un rôle d'antibiotique. Son action intestinale empêche la formation de certains principes cancérigènes dans le tube digestif, et permet de stimuler le système immunitaire. L'ail est complémentaire des “ pré ” et “ probiotiques qui enrichissent et nourrissent la flore intestinale.

Plusieurs études prouveraient que la consommation d'ail réduit le risque de certains cancers, dont celui de la prostate.

Localement il peut faire disparaître certaines mycoses aux

pieds. Mais attention aux risques de brûlures de la peau. Ne pas le laisser en place plus de 15 minutes.

En périodes hivernales, ma grand-mère nous en faisait consommer un peu plus que d'habitude. Pour les gourmands, voici une recette, héritée de son sud-ouest natal, que nous préparait ma mère. Un morceau de pain à faire griller : sur une face de la tranche, on frotte une ou deux gousses d'ail, sur l'autre face, on place de la crème écopée sur du vrai lait. On peut remplacer le lait par du fromage de chèvre ou de brebis.

L'ail est un remède traditionnel dans de nombreux pays. Il n'est pas besoin de savoir pourquoi il est efficace. Son usage est empirique. Il est utilisé encore de nos jours au Tibet. En Chine, il nettoie les intestins des putréfactions digestives. En Inde c'est un grand remède de la médecine Ayurvédique.

Le pharaon Chéops le distribuait, selon la tradition, à ses ouvriers pour vaincre les épidémies, et leur assurer force et dynamisme dans les efforts qu'il exigeait d'eux. Et que dire du légionnaire romain pour lequel il constituait une nourriture obligatoire.

Dans le domaine de la sorcellerie, l'ail était censé éloigner les mauvais esprits, les vampires, les forces diaboliques, et préserver le bétail des mauvais sorts que les jaloux auraient pu envoyer sur le troupeau.

# ASTRAGALE

**Nom commun :** astragale

**Nom botanique :** *Astragalus Membranaceus*

**Habitat et origine :**

Rivages, estuaires et terres inondables en Asie.

Des études préliminaires, *in vitro* et *in vivo,* indiquent que des extraits d'astragale pourraient stimuler certaines fonctions du système immunitaire et seraient utiles pour traiter l'athérosclérose, l'hyperthyroïdie, l'hypertension artérielle, l'insomnie, le diabète, l'herpès génital, le SIDA ainsi que les effets immunosuppresseurs de la chimiothérapie.

Il semble que la plante peut rétablir l'activité des lymphocytes de type T chez les cancéreux pour qui cette fonction immunitaire est supprimée.

Il semble aussi que l'astragale protège les cellules de la moelle osseuse, siège d'une importante activité immunitaire et qu'il aurait une activité antibiotique à large spectre.

L'astragale pourrait améliorer le fonctionnement du foie chez les personnes atteintes d'hépatite chronique.

**Contre-indications :**

Parce qu'il stimule les fonctions immunitaires, on évitera l'astragale dans les cas de maladies auto-immunes ainsi que pour les patients venant de recevoir une greffe.

**Précautions :**

Bien qu'aucun cas clinique n'ait été rapporté, une étude indique qu' à des doses supérieures à 28 grammes par jour, la plante pourrait avoir un effet immunosuppresseur.

# BAMBOU TABASHIR

Le bambou tabashir est un exudat recueilli au niveau des nœuds de la tige du bambou.

Le bambou est très utilisé en Allemagne, dans des cliniques spécialisées, pour la régénération des disques intervertébraux (docteur Hauschka).

Le bambou tabashir apparaît comme la plante de la régénération de la charpente vertébrale, avec une action reconstructive au niveau des disques intervertébraux.

C'est un recalcifiant du cartilage hyalin mais aussi des tendons, des ongles, des cheveux.

**Indications :**

Arthrose, tendinites, déchaussement des dents, ostéoporose, consolidation de fractures, cicatrisation facilitée, problème de cheveux.

**Utilisation :**

A utiliser en synergie avec la prèle des champs, le lithothame, la dolomite, l'alfalfa, le cassis et l'harpagophytum.

**Posologie usuelle :**

6 gélules par jour en trois prises, recommandent les spécialistes.

# CAMOMILLE ALLEMANDE

**Nom commun :** matricaire.

**Usage reconnu pour :** traiter la dyspepsie, les spasmes gastro-intestinaux, les flatulences et l'éructation, l'insomnie nerveuse mineure, les infections de la peau et des muqueuses, la gingivite.

**Usage traditionnel pour :** les infections urinaires, la dysménorrhée, la lombalgie, les douleurs sciatiques et les maux de dents.

**Posologie :**

*Par voie interne :*

Infusion : 1 c. à soupe (3 g) de fleurs séchées dans 150 ml d'eau bouillante pendant 5 à 10 minutes, trois à quatre fois par jour. L'Organisation mondiale de la Santé estime qu'une dose quotidienne de 24 grammes ne présente aucun danger.

Pour traiter ou prévenir la mycose buccale au cours de traitements de radio ou de chimiothérapie, on a employé dans des essais cliniques, de 10 à 15 gouttes d'un extrait liquide dilué dans 100 ml d'eau tiède.

Pour traiter un ulcère gastroduodénal, le docteur Rudolf Fritz Weiss recommande la méthode suivante :

- Pour obtenir de bons résultats, il faut compter au moins 2 c. à thé (ou 2 sachets) de fleurs séchées (3 grammes) par tasse d'eau (250 ml).
- Boire lentement, par petites gorgées, de préférence en étant confortablement installé dans un fauteuil.

**Historique :**

Le médecin allemand Rudolf Fritz Weiss croit qu'on peut attribuer à la camomille romaine les propriétés de la camomille allemande, mais c'est surtout cette dernière qui a fait l'objet d'études.

La camomille fait partie intégrante de la pharmacopée de 26 pays et elle est considérée utile pour bien des maux, seule ou en combinaison avec d'autres plantes. Certaines de ces préparations sont utilisées comme remède par les médecins allemands en cas d'érythème fessier ou de croûtes de lait (chapeau) chez les nourrissons.

**Recherches :**

Troubles gastro-intestinaux : au cours d'une étude clinique menée en Allemagne en 2001, on a expérimenté une préparation traditionnelle renfermant une dizaine de plantes, dont de la camomille allemande. Menée auprès de 60 patients chez qui on avait diagnostiqué une dyspepsie fonctionnelle, l'étude a montré que la formule était nettement plus efficace qu'un placebo pour soulager les symptômes de la dyspepsie fonctionnelle (revue Gastroenterol 2001).

Une étude à double insu a été menée sur 68 bébés âgés de 2 à 8 semaines, en bonne santé, mais souffrant de coliques. Une tisane composée de cinq plantes, dont de la camomille, s'est avérée significativement plus efficace qu'un placebo pour faire cesser les coliques.

Ulcère gastroduodénal : son activité anti-inflammatoire et antihistaminique permet à la camomille de combattre la bactérie *Helicobacter pylori,* à laquelle on attribue la majorité des ulcères gastroduodénaux.

Mycose buccale : la Camomille peut soulager toutes le mycoses buccales, des plus simples (allergies alimentaires) aux plus complexes. Les traitements anti-cancer apportent souvent leurs lots de conséquences désagréables. La mycose buccale en fait partie. Un rinçage de la bouche à la camomille pratiqué en préventif ainsi qu'en cours de cure pourrait éviter ou soulager l'apparition de la mycose. L'accélération et la guérison des lésions ont souvent été constatées.

Guérison de blessures ou inflammations cutanées : il a été observé une accélération de la cicatrisation des tatouages par abrasion. Elle réduit la douleur des plaies et cicatrise.

Dermatose et eczémas : crèmes ou lavages d'une infusion (3 têtes de camomille par tasse).

Interactions avec des médicaments : en théorie la Camomille pourrait augmenter l'effet de certains anticoagulants. Dans les faits rien n'a été observé.

Chez les Egyptiens, elle calmait la fièvre, en Grèce elle était conseillée pour calmer les douleurs menstruelles, la conjonctivite et la jaunisse.

Les lézards blessés s'installent, paraît-il, sur la plante.

# CANNEBERGE

**Nom commun :** canneberge.

**Nom botanique :** *Vaccinium macrocarpon*

**Efficacité pour :** prévenir les infections urinaires. Adoucir l'odeur de l'urine. Soigner les infections urinaires légères.

Plusieurs recherches démontrent que les composantes de la canneberge empêchent les bactéries d'adhérer aux parois de la vessie, limitant ainsi la possibilité qu'elles génèrent une infection urinaire.

Une étude publiée dans le *Journal of Psychiatric Nursing* suggère qu'il serait utile d'incorporer le jus de canneberge au mode de vie de ceux qui souffrent d'incontinence urinaire. Pourquoi ne pas essayer ? (Info Réseau Proteus).

**Précautions :**

La canneberge sert essentiellement à prévenir la récurrence de ce type d'infections. Prise régulièrement, elle constitue la meilleure forme de prévention.

Schaeffer Aj. *Urology*. 1988; 32 (suppl. 3) : 1215.

# CHARDON-MARIE

Le nom de la plante vient d'une légende du Moyen Âge, qui raconte que la Vierge Marie, voulant cacher son enfant Jésus aux soldats d'Hérode, le dissimula sous les feuilles d'un chardon. Dans sa précipitation à accomplir son geste, quelques gouttes de lait tombèrent de son sein sur les feuilles de chardon qui en ont gardé une trace près de la nervure.

Incontestablement cette plante contient un principe actif scientifiquement démontré : la Silymarine. Ce nom regroupe en fait, pour les scientifiques, 3 composants sous le seul nom de Silymarine.

Il y a de nombreuses années, un chercheur de génie ingurgita un champignon mortel foudroyant, " l'Amanite phalloïde " qui provoque un décès rapide par destruction des cellules hépatiques. La démonstration eut lieu devant un important parterre de journalistes qui, étonnés, rapportèrent la scène. Le secret : il s'injecta une préparation comportant de la Silymarine, et il en ingurgita une forte quantité. La communauté scientifique et les laboratoires de recherches, dans un premier temps fascinés, se détournèrent, bien vite, de ce chercheur...

Pour nous : la Silymarine protège les cellules hépatiques (hépatoprotectrice). Elle permet une guérison plus rapide des hépatites et des cirrhoses et favorise la régénération du foie.

Elle favorise la production et l'écoulement de la bile.

La Silymarine combat les substances toxiques pour le foie.

Pour les personnes qui ont souvent des saignements de nez ou des règles abondantes, elle remplirait son rôle hémostatique.

De nombreux compléments alimentaires contiennent de la Silymarine. On en trouve en diététique, parapharmacie, et pharmacie. Le Vidal Français indique une seule spécialité à visée hépatique. Cet effet protecteur a été mis en évidence au cours d'agressions hépatiques expérimentales, mais également au cours d'atteintes provoquées par des aliments poisons. Les doses utilisées étaient beaucoup plus importantes que le contenu d'une boîte vendue en pharmacie.

# LA CHLORELLA

C'est une algue qui se cultive dans des bassins d'eau douce.

Sa vitalité est très importante puisqu'elle se divise en quatre toutes les 20 heures.

Elle est composée de 60 % de protéines, de vitamines, de chlorophylle, de minéraux, de vitamines B,C,E de bétacarotène, d'acides gras essentiels, que le corps ne peut pas produire (comme la vitamine C) et que seuls les compléments extérieurs peuvent lui fournir.

En la consommant, nos besoins alimentaires seraient couverts, à conditions d'en absorber des kilos !

Sa première qualité c'est de pouvoir nous détoxiquer des métaux lourds, en particulier du Mercure que l'on trouve encore dans certaines peintures et canalisations d'eau (rarement à présent).

Elle permet de se désintoxiquer de certains poisons que l'on utilise pour faire la vaisselle, ou que l'on trouve dans les aliments, ou encore dans l'air (insecticides).

Elle protège le foie, lui aussi intoxiqué par des produits chimique indésirables. La Chorella augmente le taux de Glutathion principalement dans le foie.

La Chlorella apporte :

- de la chlorophylle,
- des vitamines et des minéraux,
- des récepteurs de la cellule indispensables au contrôle des lipides et des glucides,
- des acides aminés.

Sous forme de compléments alimentaires, on en consomme en moyenne un gramme en 2 ou 3 prises éloignées des repas.

Si des symptômes semblent s'aggraver il ne faut surtout pas arrêter : c'est que l'élimination des “ poisons ” est importante. Il est possible que les doses puissent être augmentées, mais ne prenez pas cette décision seul(e) sans en avoir parlé à votre médecin, ou au pharmacien.

Une cure commencée peut durer de 6 mois à 2 ans ou plus, dit-on.

# CHRYSANTHELLUM AMERICANUM

Ne pas confondre cette plante avec la Grande Camomille dont le nom latin est Chrysanthellum Parthenium.

Le Chrysanthellum Americanum, originaire du Pérou ou de Bolivie, est aujourd'hui cultivé et récolté sur les hauts plateaux africains.

C'est la plante du tonus veineux. Elle contient des flavonoïdes et des saponines.

Elle protége les cellules hépatiques, et amoindrit les excès de table et leurs conséquences sur la santé.

L'abus d'alcool, et les hépatites virales sont ses deux " cibles " préférées.

Le Chrysanthellum Americanum possède une action bénéfique sur le système circulatoire. Il améliore les artérites et la circulation des extrémités (hôpital St Antoine de Paris). Son action veinotonique est appréciée pour traiter les jambes lourdes.

Si vous souffrez de troubles circulatoires soignez simultanément votre foie. Tous les Naturopathes le savent.

Les Français sont les seuls Européens à posséder autant de " veinotoniques " dans leur pharmacopée. Ce sont aussi ceux qui se plaignent le plus d'avoir " des problèmes de foie ". En parler à votre thérapeute.

<u>Où le trouver ?</u>

Labo Vitt'all+, magasins diététiques, pharmacies, et parapharmacies.

La Royale Distribution (Luxembourg).

# ÉCHINACEA

**Nom commun :** rudbeckie pourpre.

**Nom botanique :** *E. purpurea.*

Son emploi se trouve justifié pour le traitement préventif des rhumes, grippes et autres infections de type influenza, ainsi que des infections respiratoires et urinaires. L'hiver, en prévention des affections saisonnières, ainsi que dans les états de convalescence. Pris au début des symptômes, l'échinacéa peut réduire la durée et la sévérité du mal.

**Posologie :**

Par voie interne :

Environ 6 gélules de 200 mg de poudre de plante micronisée par jour.

**Propriété :**

La plante est reconnue pour promouvoir le développement des globules blancs dans le sang, ce qui a tendance à accroître la résistance de l'organisme à l'activité bactérienne.

**Contre-indications (Réseau Proteus)**

Les personnes souffrant d'une maladie du système immunitaire (comme le lupus) ou d'une maladie progressive (comme la tuberculose, la sclérose en plaques, le sida) ne doivent pas prendre d'échinacéa.

Les personnes allergiques aux plantes de la famille des astéracées ou des composées (marguerites, chrysanthèmes...) pourraient constater une éruption cutanée, de la fièvre ou des nausées.

Pour le Diabète, il peut compliquer le contrôle métabolique. A éviter si vous êtes diabétique.

Interactions avec des médicaments immunodépresseurs. En théorie, l'échinacéa peut nuire à l'effet de ces médicaments à cause de ses propriétés immunostimulantes.

À prendre sous contrôle médical.

# GINSENG

**Nom commun :** ginseng asiatique, ginseng coréen, ginseng chinois.

**Nom botanique :** *Panax ginseng* (espèce asiatique), *Panax quinquefolius* (espèce nord-américaine).

La plante est utilisée pour renforcer le système immunitaire et améliorer les facultés physiques

**Posologie :**

Par voie interne, la commission allemande recommande 1 à 2 grammes de racine par jour.

Le Ginseng est utilisé médicalement et traditionnellement depuis plus de 4000 ans. Au départ, cette racine était réservée aux nobles asiates.

La tradition populaire disait qu'elle maintenait en bonne santé, dans un état d'éternelle jeunesse, ceux qui l'utilisaient. Ce sont les Hollandais, grands voyageurs, qui l'introduisirent en Europe

Le Ginseng possède des propriétés défatigantes et stimulantes. Qualifiée d'adaptogène, la racine permet de mieux soutenir l'effort intellectuel en améliorant la mémoire ou en lui évitant fatigue et stress. Les sportifs lui sont redevables de pouvoir s'adapter au stress, à l'effort, ou au repos. Des observations permettent de penser que le stock de lymphocytes T capables de défendre l'organisme, augmente.

L'immunité se trouve renforcée, et l'organisme peut mieux se défendre contre les infections.

Pour les personnes souffrant d'un diabète de Type II (sans insuline) 2 grammes de ginseng par jour, même pris en dehors des repas, peut faire baisser le taux de sucre dans le sang. Cette baisse de sucre ne se produit que si le sujet mange.

Si vous en consommez de trop, vous pourrez ressentir des maux de tête, un rythme cardiaque plus rapide et de l'insomnie. Cessez alors votre cure pendant une semaine avant de reprendre à plus faible dose.

Ne dépassez pas 3 mois de suite. Un bon rythme semble 1 mois sur 2 en dehors des périodes d'effort ou de saison excessive. L'excès des températures chaudes ou froides suivant la saison peut être temporisé par de faibles doses de Ginseng.

Assurez vous qu'il s'agit bien de Ginseng de qualité : le " Panax Ginseng CA Meyer ".

Du " panax quinquefolium " n'a certainement pas la même qualité, le sol n'ayant pas la même composition chimique.

# GINGEMBRE

**Nom commun :** gingembre,
**Nom botanique :** *Zingiber officinale.*

**Indications :**

Le gingembre facilite la digestion, il empêche et réduit la formation de gaz dans l'appareil digestif. L'activité thérapeutique du gingembre provient du Gingerols. Cette substance confirme également sa réputation d'aphrodisiaque. Le volume du sperme et l'activité des spermatozoïdes augmentent. Le Gingerols favorise la sécrétion et l'excrétion de la bile.

**Posologie :**

Par voie interne :

L'apport quotidien réduit en poudre varie de 1 à 4 grammes divisés en 2 ou 4 prises.

Deux ou quatre gélules de 300 mg par jour semblent suffisantes

Il peut être associé au ginseng et au schisandra qui renforcent son activité stimulante.

Pour prévenir le mal des transports, il est préférable de commencer le traitement un ou deux jours avant de partir en voyage et de le poursuivre pendant toute sa durée.

La prise d'une ou deux gélules de gingembre réduit en poudre au milieu du repas peut également faciliter la digestion, en plus de prévenir l'athérosclérose.

Usages traditionnels

En Asie les masseurs utilisent de l'huile de gingembre pour masser les articulations douloureuses. Cette pratique ne doit être faite qu'avec précaution à cause des brûlures possibles.

C'est Marco Polo qui le fit connaître à l'Europe à la fin du XIIIe siècle.

Tous les restaurants chinois du monde en mettent dans leurs préparations sucrées ou salées. Il est présenté cuit, cru (rose et piquant sur la langue) ou confit au dessert.

**Précautions :**

Les personnes souffrant de calculs biliaires doivent consulter un médecin avant d'avoir recours au gingembre. Les femmes enceintes ne doivent pas l'utiliser sur une longue période, ni dépasser la dose d'un gramme par jour.

# GINKGO BILOBA

**Nom commun :** Ginkgo Biloba
**Nom botanique :** *Ginkgo biloba.*

**Partie utilisée :** extraits de la feuille

**Habitat et origine :** Originaire de Chine, il est considéré comme le plus vieil arbre de la planète. On estime son apparition à 250 millions d'années. Il a résisté à l'explosion nucléaire d'Hiroshima. C'est le premier arbre à avoir reverdi quelques années seulement après la tragique attaque nuclaire... Ce sont les chercheurs allemands qui l'ont étudié les premiers, en 1950.

**Posologie :**
Dans les études citées et pour la plupart des situations, la dose quotidienne variait de 120 mg à 240 mg, généralement répartie en deux à trois fois.

**Historique :**
Traditionnellement, les Chinois utilisaient le noyau du fruit du ginkgo à la fois comme aliment et comme médicament, notamment pour traiter l'asthme et certains troubles respiratoires (bronchite). Ces usages médicinaux sont mentionnés dans le traité *Chen Noung Pen T'sao* qui date de 2 600 ans avant notre ère. Ce n'est qu'au cours des années 1950 que des chercheurs allemands entreprirent des recherches sur le potentiel médicinal d'un extrait tiré des feuilles plutôt que des noyaux.

En 1995, les médecins allemands ont émis plus de six millions d'ordonnances de ginkgo. En Europe, on considère généralement que la plante est au moins aussi efficace que les médicaments classiques pour améliorer les symptômes et retarder la progression de la maladie d'Alzheimer. Ainsi que pour atténuer d'autres troubles liés au déclin de la mémoire et des fonctions cognitives (RP).

**Contre-indications :**

Comme le ginkgo clarifie le sang, les hémophiles et les personnes qui s'apprêtent à subir une intervention chirurgicale devraient éviter d'en prendre.

Certaines sources mettent en garde les femmes enceintes contre la supposée présence de colchicine, une substance très toxique, dans les extraits de ginkgo. Une analyse attentive de l'étude dans laquelle on annonçait en avoir trouvé dans des comprimés de ginkgo révèle qu'il s'agissait manifestement d'une erreur de la part des chercheurs.

**Grossesse et allaitement :** certaines sources affirment qu'il n'existe aucune contre-indication, d'autres disent que les recherches à cet effet sont encore insuffisantes et qu'il vaut mieux éviter d'en consommer.

**Précautions :**

Il ne faut pas ingérer la feuille entière, dont certains composants peuvent être très nocifs.

La maladie d'Alzheimer et les problèmes circulatoires relèvent de la médecine. Consulter votre praticien avant de recourir à l'automédication.

**Interactions avec des plantes ou vitamines :**

A cause de ses effets sur la circulation sanguine, il est possible que le ginkgo provoque des problèmes de saignements lorsqu'il est pris en même temps que des suppléments qui agissent sur le sang, comme l'ail et la vitamine E (en forte dose).

**Interactions avec des médicaments :**

A cause de ses effets sur la circulation sanguine, certains experts déconseillent de prendre du ginkgo en même temps que des médicaments qui fluidifient le sang comme l'aspirine.

# GRIFFE DU CHAT

Cat's claw ou Una de Gato

**Nom botanique :** *Uncaria tomentosa.*

**Nom anglais :** Cat's claw.

**Habitat et origine :** plante grimpante indigène d'Amérique du Sud poussant dans la forêt équatoriale amazonienne.

Cette liane de plusieurs dizaines de mètre de longueur et de 20 centimètres de diamètre fait partie de la famille des " rubiacées ", comme la Quinine et le Caféier.

Cette liane particulière porte une sorte d'épine recourbée en griffe de chat avec laquelle elle s'accroche aux végétaux. Elle est gorgée d'eau comme une gourde. Les Indiens Ashaninka et Yanesha l'utilisent pour soigner de nombreux maux dont les douleurs articulaires comme l'arthrite, l'asthme, les inflammations urinaires... Certaines tribus en donnent aux femmes pour se remettre d'un accouchement.

Pour notre consommation en Europe, seule la seconde écorce (l'aubier) est utilisée pour être transformée en gélules.

C'est un naturaliste allemand, Arturo Brelle, qui fut le premier scientifique à s'intéresser à cette plante pour ses propriétés anti-cancéreuses que la tradition populaire lui prêtait. Il découvrit que cette plante contient autant de dérivés quininiques que la Quinine.

Il faut rester très prudent sur les éventuels effets de cette plante dans des maladies aussi graves que le cancer ou le sida. Il est cependant certain qu'elle possède des propriétés immunostimulantes exceptionnelles, et que la plante renforce les défenses de l'organisme.

En prévention et en faible quantité, cette plante permettrait-elle de lutter cotre des maladies graves avant que celles-ci ne se déclarent ? L'on en sait absolument rien.

**Contre-indications (selon les sources consultées) :**

Femmes enceintes,
Enfants de moins de 3 ans,
Transplantations d'organes, à cause du risque de rejet,
Sclérose en plaques,
Injection d'insuline,
Hémophilie avec ou sans transfusion de sang,
Vaccinations prochaines,
Tuberculose,
Prise d'anticoagulants, de vitamine C à haute dose.

**Effets indésirables nécessitant l'arrêt de la cure (id) :**

Hypotension,
Saignement des gencives,
Bleus, marques, hématomes sur le corps.

Doses conseillées, selon nos sources : 250 mg de poudres micronisée en gélules, 4 fois par jour en moyenne.

# LE GRIFFONIA

**Griffonia simplicifolia**

La graine de cet arbre d'origine africaine favorise le sommeil, apporte bonne humeur, améliore l'état de stress et régule l'anxiété.

Cette plante agit directement sur le taux de sérotonine, une substance qui régule notre humeur, réduit notre appétit et détend nos muscles.

Consommée par les populations locales du Bénin, du Togo et au Kenya, cette plante est utilisée aussi contre les nausées et vomissements. Les bergers en donnent aux chèvres et aux moutons pour stimuler la reproduction.

L'efficacité de la plante est due à une substance, le 5-HTP.

Le 5-HTP est un acide aminé produit par notre organisme à partir d'un autre acide aminé, le tryptophane, que l'on trouve dans la viande, le poisson, les légumineuses et les noix. Cet acide aminé, une fois produit par notre organisme, ou absorbé, se transforme en sérotonine, un neurotransmetteur qui régule l'humeur, l'appétit, et le sommeil. En cas de carence, les conséquences sont : anxiété, dépression, surpoids, insomnie, migraine, mal-vivre, désintérêt de tout, fatigues morales et physiques. Le 5-HTP poursuit les mêmes buts que les anti-dépresseurs chimiques car il agit sur les mêmes principes (la sérotonine) mais sans en avoir les inconvénients.

Le 5-HTP est extrait du Griffonia Simp. Il est donc plus facile de consommer directement la plante.

Chez les personnes atteintes de fibromyalgie, il a été démontré que le 5-HTP soulageait partiellement les symptômes. Comme cet acide aminé possède un effet coupe-faim, il peut être conseillé en période de régime pour assurer un confort psychologique.

Son effet se fait ressentir en moins de 10 jours.

Si vous prenez des anti-dépresseurs ou des médicaments recapteurs de sérotonine (ISRS), vous ne devez pas consommer de Griffonia sans en parler à votre médecin. N'en consommez pas le soir si vous devez ensuite conduire, ce serait très dangereux.

Si vous êtes sous pilule contraceptive, parlez-en à votre gynécologue, à votre médecin ou au thérapeute prescripteur de Griffonia.

Par correspondance au Luxembourg : La Royale.

En diététique dans toute l'Europe. Distributeur pour la France : Société Vitt'all+.

Demandez à votre magasin habituel.

Par prudence, on conseillera au patient de discuter avec son médecin de la prise de Griffonia.

# HARPAGOPHYTUM

**Nom commun :** racine de griffe du diable.

**Nom botanique :** *Harpagophytum procumbens.*

**Habitat et origine :** plante des régions désertiques du sud-est de l'Afrique.

Les sorciers Africains utilisent cette plante pour soigner de nombreux maux. Son surnom de " Griffe du Diable " lui vient de ses fruits recourbés qui s'accrochent sous les sabots des bovins, en les blessant. La blessure provoque des sauts et des bons désordonnés qui laissent penser à un observateur peu averti que l'animal est " possédé " par... le diable !

C'est en 1904 qu'un fermier allemand qui vivait en Namibie fut témoin d'une guérison spectaculaire. Le sorcier à l'origine de la guérison refusa de communiquer son " secret ". Le fermier le fit suivre par son chien et découvrit cette mystérieuse plante.

Cette plante est riche d'une substance nommée Harpagiside, qui est douée de propriétés anti-inflammatoires. L'efficacité est surtout ressentie dans les traitements de l'arthrose et de l'arthrite. La douleur et l'inflammation s'atténuent.

Les peuples indigènes qui utilisent le plus l'Harpagophytum sont les Bushmen, les Hottentots et les Bantous.

La Commission E allemande approuva en 1989 son usage pour traiter les troubles locomoteurs (le squelette et ses attaches), l'arthrose et la tendinite.

Son mode d'action ne peut pas se comparer à celui des médicaments Anti-Inflammatoires Non Stéroïdiens (AINS).

La racine d'harpagophytum favorise l'élimination de l'acide urique.

La consommation de 4 à 6 gélules par jour est courante pour des gélules de 300 mg.

On peut, avec profit, lui adjoindre du Bambou Tabashir, de la Prêle, de la Reine des Près, ou du Cassis (avec éventuellement de la Chondroïtine ou du Glucosamine).

La Commission E lui reconnaissait des vertus pour traiter la dyspepsie et le manque d'appétit. Prudence en cas d'ulcère gastrique ou duodénal.

# LE LAPACHO

**Nom botanique :** *Temaco curialis.*

Le Lapacho est un arbre qui pousse à haute altitude (1800 mètres), originaire du Brésil.

Les Indiens sud-américains, descendants de la tribu Calawayas, connus comme les médecins de l'Empire inca utilisent encore cette plante. Ils lui donnent le nom d'Arbre de Vie.

Seules trois espèces sembleraient avoir une action sur le Cancer :

Tabebuia Impetiginosa,
Tabebuia Heptaphylla,
Tabebuia Avellanedae

Cette plante serait en mesure de renforcer les défenses immunitaires.

Le Lapacho augmente la résistance de l'organisme face aux agressions microbiennes en général.

Est-ce sa haute teneur en fer (un excellent anti-anémique) qui la fait interdire en France ? C'est possible car beaucoup de courants médicaux déconseillent le fer en complément dans certains cancers.

Il serait judicieux qu'un site soit crée sur le web afin d'informer le consommateur des raisons sanitaires de l'interdiction de certaines plantes médicinales. Cela éviterai des fraudes, des consommations dangereuses, ou des commerces exercés par des marchands peu scrupuleux.

De nombreux sites vantent les vertus du Lapacho et lui sont consacrés sur Internet.

On le trouve en gélule, ou en aubier coupé en fines lamelles pour des décoctions dans certains pays d'Europe.

# MÉLISSE

**Nom commun :** baume mélisse, herbe au citron, thé de France, piment des abeilles

**Nom botanique :** *Melissa officinalis.*

Les apiculteurs de l'antiquité la cherchaient pour son nectar particulier dont les abeilles sont très friandes.

C'est le médecin arabe Avicenne qui, au XIe siècle, faisait l'apologie des vertus de la Mélisse : “ fortifie les facultés viriles, rend l'esprit joyeux, aide à digérer, calme les agitations, et chasse les soucis ”.

La Mélisse est originaire de l'Asie Mineure. Elle a été introduite en France au Moyen Âge.

Les spasmes intestinaux et digestifs, les colites, les crampes d'estomac, certains états dépressifs sont améliorés par la Mélisse. En favorisant la sécrétion biliaire, la Mélisse est une alliée des troubles de la digestion.

De nombreuses liqueurs contiennent de la Mélisse, dont la Bénédictine, et la liqueur de Chartreuse.

La plus connue reste l'Eau des Carmes créée en 1611 par les religieux du Carmel de la rue de Vaugirard à Paris. Le laboratoire qui la fabrique aujourd'hui garde partiellement le secret de la formule. Elle est vendue en pharmacie sous le nom d'Eau des Carmes Boyer.

On lui découvre encore de nouvelles propriétés médicales.

Ainsi, en 1978, des chercheurs allemands identifièrent les propriétés antivirales de la Mélisse. Depuis 1990, les premières études cliniques ont été entreprises en Allemagne sur les effets de la Mélisse contre le virus de l'herpès (RP).

**Utilisations :**

Teinture mère : 20 ou 30 gouttes dans un peu d'eau après les repas.

Tisane : une cuiller à soupe de feuilles , infuser (sans faire bouillir) 10 minutes, boire 3 ou 4 tasses par jour.

Association : avec la Passiflore et l'Aubépine, vous augmenterez l'effet calmant et sédatif de la Mélisse.

Gelules : 2 à 6 gélules par jour, suivant les directives de votre thérapeute ou du pharmacien.

# MILLEPERTUIS

**Nom commun :** Millepertuis, herbe de la Saint-Jean, chasse diable, herbe aux mille trous.

**Nom botanique :** *Hypercium perforatum*

L'Herbe de la Saint-Jean c'était le " chasse diable " que l'on cueillait le 24 juin.

Ambroise Paré s'en servait pour guérir les plaies, bien longtemps après Galien. Paracelse y voyait une " signature " pour soigner les blessures.

L'huile de Millepertuis se reconnaît aisément de par sa couleur rouge très caractéristique. Dans les cas d'écrasement des disques intervertébraux, elle calme les douleurs et semblerait reconstituer le disque si le traitement est poursuivi assez longtemps.

En application locale, l'huile ou la feuille étendue sur la peau, soulage et traite coups de soleil, zona, blessures et rhumatismes.

Certains composés actifs de la plante, les xantones, ont un effet stimulant sur le système nerveux. C'est pour cette raison que les médecins allemands en prescrivent plus de 10 millions de gélules pas an afin de lutter contre les dépressions légères.

Vous en trouverez autour des champs, au bord de tous les sentiers, à l'orée des bois, dans toutes les prairies, de juillet à septembre.

Personne ne peut comprendre pourquoi le Millepertuis a été retirée de la vente en France pendant aussi longtemps.

Les herboristes du monde entier ont reçu comme un choc la décision de la France d'interdire, en Avril 2000, l'usage du Millepertuis, en raison d'interactions possibles avec des médicaments (antidépresseurs) de synthèse.

Une étude publiée en 2000 (Jour. Clin. Psychiatry 2000 Aug ; 61(8) :575-8) sur 12 sujets atteints de T.O.C – Trouble Obsessionnel Compulsifs – conclut qu'un traitement au Millepertuis (900 mg/jour d'extrait standardisé) soulageait de façon significative les symptômes de ce trouble de la personnalité.

Des études ont démontré des résultats sur l'amélioration des personnes atteintes de dépression saisonnière liée au manque de lumière (Jour. Geriatr. Psychiatry Neurol. 1994 Oct. 7 Suppl. 1 :S29-33). Les symptômes vasomoteurs et psychologiques ont été grandement améliorés avec la même quantité (900 mg/jour). Les détails sont consultables sur le Réseau Proteus – fiche Millepertuis.

**Les contre-indications :**

Anti dépresseurs de synthèse, certains anti-douleur et antimigraineux les IMAO,

Il diminue les effets des inhibiteurs de protéase (sida), des cyclosporine, digoxine, statine, wafarine, agents de chimio, anovulants, antipsychotiques, théophylline (asthme).

La prise massive de Millepertuis peut donc, potentiellement, être relativement dangereuse. Les autorités sanitaires françaises ont peut-être partiellement raison en soulignant certaines contre-indications, et en incitant à la prudence. Mais était-il nécessaire de retirer de la vente cette plante utile, sans danger pour la majorité de la population, et qui semble satisfaire nos cousins Germains ?

Il semble qu'une tolérance soit de rigueur car le Millepertuis est à nouveau en vente en pharmacie en France.

# MUIRA PUAMA

**Nom commun :** muira puama

**Nom botanique :** *Ptychopetalum olacoides*, syn. *P. unicatum*

Habitat et origine : originaire de la forêt d'Amazonie brésilienne.

**Indications :**

Par voie interne : problèmes sexuels, stimulant de l'appétit et de l'endurance, aphrodisiaque.

**Posologie :**

*Par voie interne :*

Beaucoup de compléments alimentaires contiennent du Muira Puama en association avec d'autres plantes toniques. Il n'est pas souhaitable de le prendre seul. Son prix est alors très élevé pour des résultats mitigés. Il n'est pas besoin d'en consommer beaucoup.

Son intérêt semble limité aux performances sexuelles. Cependant à notre connaissance, il n'y a pas de documentations précises et sérieuses sur cette plante.

Ceux qui l'utilisent en disent beaucoup de bien. Attendons les communications scientifiques pour connaître “ pourquoi ça marche ! ”

# ONAGRE (Huile)

**Autres noms :** acide gamma-linolénique, AGL, acides gras oméga-6, N-6.

**Indications :**

Usage reconnu pour traiter l'eczéma, la mastalgie cyclique

L'Onagre ou Herbe aux Ânes ou Primevère du soir est une plante aux fleurs jaune pâle. Originaire d'Amérique du Nord, ses fleurs s'ouvrent généralement le soir.

L'huile est extraite de la graine de la plante. Elle est souvent mélangée à de l'huile de germe de blé pour lui éviter de rancir ; c'est une huile fragile.

Pour renforcer son efficacité, il est généralement conseillé de consommer conjointement de la vitamine C, du zinc, de la vitamine B6 et B9.

Dans les troubles liés au cycle menstruel féminin, elle aide à éviter ou même à supprimer les maux de tête, de ventre, de nervosité, ou de seins sensibles.

Appliquée sur la peau, elle lutte contre le dessèchement cutané, et efface certaines imperfections.

# LE PALMIER NAIN

**Nom commun :** Chou Palmiste nain, Sabale

**Nom botanique :** *Serenoa serrulata, Sabal serulata*

**Origine :** Côtes Atlantique de l'Amérique du Nord

**Parties utilisées :** baies

**Description :** Le chou palmiste nain est un petit palmier à grosses feuilles et à grosses baies d'un rouge foncé. Les Amérindiens l'utilisaient comme tonique général. Les baies servaient à traiter les problèmes génito-urinaires, notamment l'énurésie. Récemment des essais cliniques ont démontré son efficacité pour traiter l'hyperplasie bénigne de la prostate (aucun effet sur le cancer de la prostate). Les Amérindiens utilisaient les baies comme remèdes de l'atrophie testiculaire, l'impuissance, la faible libido chez l'homme. Mais aussi chez la femme, dans certains cas spécifiques d'infertilité, de douleurs des règles, et pour la lactation.

**Posologie :** 320 mg par jour

**Toxicité :** Aucune connue à ce jour.

**Commentaire :** Cette plante soulage efficacement l'hypertrophie de la prostate. Elle empêche la conversion de la Testostérone en hydrotestosterone. C'est, semble-t-il, cette dernière qui est dangereuse et provoque le cancer de la prostate en autre facteur déclenchant. Est disponible en pharmacie en France. En parler avec votre spécialiste.

# PÉPIN DE PAMPLEMOUSSE

C'est à un médecin immunologiste, Jacob Harich, que l'on doit la découverte des propriétés de l'extrait de pépin de pamplemousse. Ce biologiste était de plus jardinier et très observateur.

Il remarqua que des pépins de pamplemousse abandonnés sur un tas de compost ne pourrissaient pas. Il décida d'étudier en laboratoire cette particularité.

C'est alors qu'il découvrit que le pamplemousse fabrique un antibiotique naturel. Cette substance semble plus puissante que tous les autres antibiotiques connus. Cette découverte était capitale, mais n'allait pas lui apporter que des agréments. Cette substance ne générait aucun phénomène de résistance de la part des germes, contrairement aux antibiotiques chimiques.

L'extrait de pamplemousse est, en effet, l'ennemi de tous les germes, car il les détruit tous.

En cas de résistance aux antibiotiques, l'extrait de pépin de pamplemousse peut même aider l'antibiotique chimique en affaiblissant les germes. Il est alors complémentaire.

L'extrait de pépin de pamplemousse appartient à la famille de Huiles Essentielles. Il n'a pas seulement une action sur les germes. Il s'est révélé efficace contre les virus ainsi que contre les mycoses (champignons) à l'intérieur du corps aussi bien que sur la peau. Chaque fois que l'on soupçonne une infection, on peut utiliser l'extrait de pépin de pamplemousse avec ou sans les autres traitements

Le produit semble investi d'une intelligence car il possède la faculté d'identifier le “ mal ” à combattre.

Pour traiter les affections cutanées, il suffit de placer quelques gouttes, comme il est recommandé de le faire, sur les mycoses.

L'extrait de pépin de pamplemousse est assez onctueux. Il est généralement absorbé dans un peu d'eau, ou mélangé à du miel. Pour les affections buccales, on en place quelques gouttes sur la brosse à dents avec le dentifrice.

Pour les affections du cuir chevelu, le pépin de pamplemousse peut être mélangé au shampooing ou appliqué directement après le lavage.

Il ne faut jamais l'utiliser non dilué quand on souhaite l'avaler, et ne jamais en mettre dans les yeux, même dilué.

En principe on en absorbe 30 gouttes, 2 ou 3 fois par jour. En parler à votre médecin traitant.

# POMME

*" Une pomme par jour garde le docteur à distance. "*

Les vertus de la pomme sont, peut-être, beaucoup plus étendues que ce que l'on croyait.

Les chercheurs ont d'abord mesuré la capacité antioxydante de 100 grammes d'un extrait de pomme et ont découvert qu'elle équivalait approximativement à celle de 1500 mg de vitamine C. Or, il y a à peine 5 mg de vitamine C dans 100 grammes de pomme. L'effet antioxydant est dû à d'autres composés.

De l'extrait de pomme a été ajouté à des cultures de cellules de cancer du colon et du poumon. La croissance des cellules cancéreuses a été ralentie considérablement et proportionnellement à la concentration de l'extrait ajouté. Ce sont les extraits provenant de pommes non pelées qui ont eu l'effet le plus marqué.

La grande quantité de substances antioxydantes contenues dans une pomme offrirait ainsi une certaine forme de protection contre le cancer.

Des chercheurs américains ont recruté des patients ayant été traités pour une ablation de la prostate, ou par un traitement de radiothérapie. Ils ont ensuite mesuré leur taux de PSA (antigène spécifique de la prostate).

Il a été observé que les 2/3 des participants indiquaient un ralentissement de la progression des taux de PSA en consommant de l'extrait de pomme.

Sans se prononcer quant à l'efficacité de la Pectine, l'American Cancer Society (ACS) souligne que la Pectine ne semble pas avoir d'effet sur la tumeur principale et ne semble que freiner l'apparition des métastases.

Dans les pépins de la pomme on trouve, en effet, une substance spécifique : la Pectine. C'est une fibre soluble qui a la particularité de produire un gel qui est utilisé pour rendre les confitures plus épaisses.

De nombreuses études ont montré que la pomme régulièrement consommée (3 ou 4 par jour), faisait chuter le taux de cholestérol chez les personnes sujettes à des fluctuations de leur cholestérolémie.

Utilisée dans les régimes amaigrissants, la pectine de pomme se transforme en gel après avoir capté l'eau présente dans le tube digestif. Elle crée une sensation de plénitude en limitant la prise d'aliments. Elle ralentit la vidange gastrique.

Vous en trouverez en diététique ou dans les rayons de produits à pâtisserie.

On peut également citer le laboratoire : Vitt'All+.

# PSYLLIUM

**Nom commun :** Psyllium, ispaghul.

**Nom botanique :** *Plantago ovata,*

**Indications :** Efficacité démontrée pour le soulagement de la constipation.

Efficacité probable du psyllium blond pour l'hypercholestérolémie

Efficacité possible pour la diarrhée, le soulagement des symptômes du côlon irritable, diabète de type II.

**Posologie :**

*Par voie interne :*

Dans tous les cas, le Psyllium doit être absorbé avec un grand verre d'eau ou de jus de fruit et on doit s'assurer de boire au moins huit verres de liquide par jour.

- Pour la constipation : de 7 à 40 grammes de graines de Psyllium blond; de 10 à 30 grammes de graines de Psyllium noir par jour en deux ou trois doses ; de 4 à 20 grammes de téguments de Psyllium blond.
- Pour faire baisser le taux de cholestérol sanguin : au moins 10 grammes par jour de téguments de Psyllium blond (consulter un médecin).

**Propriétés :**

Usage interne :

Comme le Psyllium ramollit les selles, il est aussi utile en cas d'hémorroïdes, de fissures anales et après une chirurgie du rectum ou de l'anus.

• Antidiarrhéique : l'effet de laxatif de masse ralentit le transit intestinal en cas de diarrhée.

• Hypocholestérolémiant (téguments de Psyllium blond seulement) : cet effet est encore mal compris, et serait dû au fait que le Psyllium absorbe une partie des gras au niveau gastro-intestinal, ce qui réduirait d'autant leur assimilation systémique.

• Hypoglycémiant : les téguments de Psyllium blond, comme plusieurs autres produits riches en fibres, ralentissent l'absorption des hydrates de carbone, ce qui peut réduire les pointes de glycémie et ainsi diminuer les besoins en insuline des personnes diabétiques insulinodépendantes.

• Détoxiquant : cet effet serait dû au fait que le mucilage visqueux libéré par le Psyllium absorberait les toxines présentes dans l'intestin et permettrait leur évacuation.

**Recherches :**

L'effet de laxatif est documenté par de nombreuses études.

En février 2000 dans *The American Journal of Clinical Nutrition,* on pouvait lire que “ la consommation de Psyllium avait contribué à une baisse du cholestérol sanguin (4 % du cholestérol total et 7 % des LDL) chez des sujets souffrant d'hypercholestérolémie légère ou moyenne et observant un régime faible en gras. ”

**Contre-indications :**

Rétention fécale.

Atonie gastro-intestinale.

Obstruction intestinale.

Intestin spasmodique.

Remarque : le Psyllium peut être utilisé sans danger pour

soulager la constipation en cas de grossesse. Le fait qu'il ait un effet essentiellement mécanique et non systémique (il n'est pas absorbé par l'organisme) contribue largement à son innocuité.

**Précautions :**

Globalement, il paraît très souhaitable d'en parler avec son praticien.

En cas de constipation chronique, consulter un médecin

Boire au moins huit verres d'eau ou de jus par jour, sinon, un blocage de l'oesophage ou de l'intestin risque de se produire.

Si la constipation persiste ou si des saignements rectaux se produisent, consulter un médecin.

Les personnes souffrant de phénylcétonurie doivent éviter les suppléments de Psyllium qui contiennent de l'aspartame.

Interactions avec des plantes ou compléments :

Le Psyllium peut retarder ou diminuer l'absorption des suppléments pris oralement. Les avis diffèrent quant aux délais à observer : les suppléments devraient être pris une heure avant le Psyllium ou quatre heures après. Un usage à long terme peut réduire l'absorption des suppléments de calcium, de fer, de zinc et de vitamine B12.

Interactions avec des médicaments :

Le Psyllium peut retarder ou diminuer l'absorption des médicaments pris oralement. La pilule anticonceptionnelle doit être prise à distance.

Chez les personnes souffrant d'un diabète de type II, le Psyllium peut avoir un effet hypoglycémiant.

Références :

Chevallier Andrew. *Encyclopédie des plantes médicinales* 1997.

*Am J Clin Nutr, Americam jourbal of clinical nutrition,* 2000.

Fiche technique consultable sur Réseau Proteus.

# LE PYCNOGENOL

Extrait de Pin des Landes.

Il s'agit d'un flavonoïde extrait du Pin des Landes. Il augmente les effets et l'absorption de la vitamine C. Il est antiallergique et antihistaminique. C'est un anti-inflammatoire naturel mais les doses doivent être d'un gramme par jour en 3 prises suivant la contenance de votre gélule.

Il améliore la résistance et la perméabilité des capillaires, il possède un effet anti-œdème. On le trouve dans des spécialités aussi diverses que les traitements des troubles circulatoires ou ophtalmologiques.

Son effet antioxydant en fait un allié des troubles cardio-vasculaires.

Il inhibe certaines cellules cancéreuses de la leucémie et de la prostate. Il n'est pas un remède pour traiter le cancer mais il peut aider l'organisme à lutter contre la maladie et, peut-être, à mieux résister aux traitements, indispensables mais lourds à supporter.

Certains laboratoires de compléments alimentaires en font une préparation complexe avec le Ginkgo, le Pépin de Raisin, et autres composants en synergie.

# SPIRULINE

**Autres noms :** Spirulina platensis, Spirulina maxima, Spirulina pacifica, tecuitlatl, cyanophytoplancton, dihé, microalgue.

**Historique :**

Cette microscopique algue bleu-vert, est en fait une bactérie, ou plutôt, elle est l'une et l'autre. Ce qui compte en fait, c'est la couleur. En effet, la Spiruline contient de nombreux pigments dont la phycocyanine (bleu) et la chlorophylle (vert).

3,5 milliards d'années ont passé depuis l'apparition des premières algues bleues. Ces bactéries végétales vivent encore parmi nous, identiques à elles-mêmes. Une des espèces, pluricellulaire et en forme de spirale, s'est installée dans les lacs salés des régions chaudes. Elle porte le nom de Spiruline.

La Spiruline contient 65 % de protéines. En comparaison le boeuf maigre en contient 22 %, le blé 8 %, le soja 30 %, les amandes 20 % et le camembert 20 %.

Elle comprend aussi tous les acides aminés (essentiels ou non), des acides gras essentiels, des vitamines (A, B1, B2, B3, B6, B12, E), des sels minéraux et oligo-éléments, des pigments, et 16 % de glucides.

**Indications :**

Cholestérol : grâce à l'acide gras essentiel, gamma linoléique, la spiruline est capable de faire baisser le taux de cholestérol.

Anémie : le fer sous forme de complément alimentaire est souvent mal absorbé. La Spiruline contient plus de fer que n'importe quel médicament : 6 fois plus que les céréales complètes, et 45 fois plus que dans les épinards, dont la réputation est usurpée suite à une erreur publicitaire en 1928.

Malnutrition : le soja contient deux fois plus de protéines que tous les produits animaux et la Spiruline deux fois plus que le Soja. Ses protéines sont digérées en 4 à 5 fois moins de temps que les produits laitiers ou la viande. Consommer 10 à 12 grammes par jour de Spiruline permet une récupération physique complète en quelques semaines.

Diabète : chez les patients avec 5 grammes de spiruline par jour, il a été noté une remarquable amélioration du dosage du glucose, et une plus grande facilité à contrôler le diabète (5 grammes par jour pendant 2 mois).

Dermatologie : la Spiruline accélère la cicatrisation, il y a atténuation des cicatrices. La Spiruline inhibe la croissance des bactéries, des levures et des champignons.

Cancer : il devient urgent de diminuer les graisses animales et de les remplacer par des protéines végétales. Parlons plutôt de prévention. Des études montrent l'effet protecteur du bétacarotène, en particulier dans les cancers du poumon, de la gorge, de l'estomac, du colon, du sein, de l'utérus et de la prostate. La Spiruline contient plus de 15 fois la teneur en bétacarotène des carottes. L'application de bétacarotène sur des cancers de la bouche des hamsters, avait entraîné des régressions, et parfois des disparitions du mal.

Un des pigments de la Spiruline a un rôle très protecteur de la cellule : le phycocyanine, qui représente 15 % de son poids.

La spiruline réduit considérablement les nausées et la fatigue extrême, ressenties après des cures de radiothérapie et de chimiothérapie (3 grammes de spiruline par jour freinent les pertes de leucocytes).

A retenir, la spiruline n'est pas un médicament mais un aliment qui soigne et nourrit, elle contient plus de fer, de bétacarotène, de vitamines B12, d'acide gamma-linolénique, qu'aucun autre aliment.

Disponible en pharmacie et magasins de diététique. A consommer en accord avec le praticien qui vous suit.

# THÉ

Depuis de nombreuses année les vertus du thé deviennent légendaires. A en croire les articles de presse, le thé serait miraculeux. Nous allons tenter de comprendre cet engouement en étudiant quelques variétés, parmi les plus courantes.

Il est évident pour les consommateurs que la consommation régulière de thé provoque une légère excitation cérébrale. Le ressenti est surtout sensible sur la mémoire dont le thé active certains mécanismes.

Les feuilles de thé proviennent de différentes régions. Originaire d'Asie à une époque éloignée, le thé est maintenant également cultivé en Amérique du Sud et en Afrique.

Des études lui prêtent une efficacité pour prévenir les maladies cardiovasculaires, faire baisser le cholestérol, ou même réduire la progression de certains cancers.

En Europe, le thé noir est le plus répandu. Depuis plusieurs années, le thé vert rassemble ses consommateurs. Quelles sont les particularités des différents thés principaux ?

Le thé noir : Après la cueillette, les feuilles sont traitées pour fermenter. Sous l'action de l'humidité, elles deviennent noires. Les feuilles sont fumées avec des bois aux essences odorantes. Parfois on y ajoute des fruits séchés, comme le Jasmin, pour lui donner une saveur agréable.

Le thé Oolong : il se situe entre le thé noir et le thé vert car ses feuille n'ont été que partiellement fermentées.

Le thé vert : les feuilles n'ont pas été enfumées, et sont traitées à la vapeur avant d'être séchées. Il produit une couleur claire dans la tasse, et ses propriétés thérapeutiques ont été plus étudiées que les autres variétés car il est “ naturel ” et la pratique empirique lui assure une solide réputation thérapeutique.

Le thé blanc : il est d'une grande rareté et de ce fait très onéreux à toutes les phases de sa commercialisation. Il est obtenu à partir des pointes de jeunes feuilles et de bourgeons. La récolte s'effectue méticuleusement, une fois par année.

Tous les thés possèdent les mêmes composants mais les dosages varient beaucoup d'une variété à l'autre.

Les substances la plus efficaces seraient des flavonoïdes qui possèdent des capacités antioxydantes préventives de nombreuses maladies dégénératives. La capacité antioxydante du thé s'est avérée encore plus puissante que l'ail et le brocoli.

La consommation excessive pouvant apporter son lot de nervosité et d'insomnie. Il est prudent de limiter la consommation à 2 ou 3 tasses par jour. Pour une action thérapeutique, ces doses peuvent être doublées ou même triplées.

Le thé étant la deuxième boisson au monde derrière l'eau, la tendance de certains consommateurs est de ne consommer que du thé. Sauf si vous êtes dans une région mal desservie en eau, ne remplacez pas l'eau par le thé.

Le thé et ses vertus (supposées) thérapeutiques :

• Mémoire et vigilance : en quantité modeste tout au long de la journée, le thé rendait l'esprit plus alerte, plus vif, peu de temps après son absorption.

• Coups de soleil : laver les zones concernées avec un thé très fort. Laisser sécher et renouveler si nécessaire.

• Bouche : appliquer du thé humide directement sur les

lésions (aphtes, ulcères, herpès gingivites...).

• Cœur et vaisseaux : certaines recherches affirment que le thé pourrait être un agent préventif des maladies cardiovasculaires. Les flavonoïdes ont démontrés le bénéfice de leur action sur le système cardiovasculaire. Le thé contient environ 61 % de flavonoïdes.

Une étude sur 3 boissons : thé, café, café décaféiné, a démontré que ceux qui consommaient plus de 2 ou 3 tasses de thé par jour ont réduit de plus de 40 % les risque de maladies de cœur par rapport à ceux qui ne buvaient pas de thé. Seul le thé a été associé à une réduction, du risque cardiaque.

• Cancer : les communications à travers le monde sont nombreuses à révéler les propriétés anti-cancer du thé.

Si le thé possède une action préventive, il semble que ce soit principalement sur les personnes qualifiées à gros " risque ". Mais une étude récente prétend que les gros buveurs de thé (plus de 10 tasses /jour) sont mieux protégés que ceux qui n'en consomment que 3 tasses.

Les cancers de la peau sont évités si l'on utilise de bonnes crèmes solaires. Mais elles n'évitent pas les modifications cellulaires pouvant déclencher un cancer de la peau (mélanome). Or un polyphénol du thé (l'EGCG) avalé ou appliqué sur la peau empêche la formation des cancers provoqués par les rayons ultra-violets.

À quand des crèmes solaire au thé ?

Le thé stimulerait le système immunitaire et piègerait les radicaux libres tout en freinant l'angiogénèse (formation de vaisseaux autour de la tumeur pour la nourrir).

• Dentition : le thé détruit 2 bactéries responsables des caries dentaires : le Streptococcus mutan et le Streptococcus sobrinus.

• Diarrhée : les tanins du thé ont une action anti-diarrhéique.

• Infections : une découverte récente semble indiquer que le thé pourrait supprimer la résistance des bactéries pathogènes dont le Staphylococcus aureus.

• Chimiothérapie :des recherches menées en Chine, mais non confirmées, indiquent que des suppléments de polyphénols de Thé vert, utilisés dès le premier jour de séances de chimiothérapie et radiothérapie pendant un mois, auraient maintenu le taux de globules blancs du sang.

<u>Attention :</u> Evitez le thé chez la femme enceinte ou allaitante. Ne pas donner aux bébés ainsi qu'aux jeunes enfants.

Le thé consommé en mangeant n'est pas recommandé. Il diminue l'absorption de fer dans les aliments. Buvez-le entre les repas pour éviter cet inconvénient.

<u>Conseil :</u> Les vrais amateurs de thé ne consomment pas de thé en sachet qui ne contient que de la poudre de thé. Qu'est alors devenue la feuille ?

# VALÉRIANE

**Nom commun :** herbe aux chats, herbe à la femme meurtrie.

**Nom botanique :** *Valeriana officinalis.*

**Indications :**

Efficacité bien documentée pour soulager l'insomnie occasionnelle. Usage reconnu pour traiter l'agitation nerveuse et l'anxiété ainsi que les troubles du sommeil qui en découlent

Usage traditionnel pour favoriser la digestion, calmer les douleurs gastro-intestinales, la migraine et les maux de tête, les douleurs prémenstruelles ou menstruelles, les crampes nocturnes dans les jambes, les convulsions, les névralgies

**Posologie :**

*Par voie interne :*

Racine séchée : infuser de 2 à 3 grammes, pendant 5 à 10 minutes, dans 150 ml d'eau bouillante ; contre l'anxiété, prendre de 1 à 5 fois par jour ; contre les troubles du sommeil, prendre une tasse, de 30 à 60 minutes avant de se coucher.

Teinture (1:5) : contre l'anxiété, de 1 ml à 3 ml, de 1 à 5 fois par jour ; contre les troubles du sommeil, de 4 ml à 6 ml, de 30 à 60 minutes avant de se coucher.

Note : il faut parfois prendre la plante pendant deux à quatre semaines avant d'en ressentir pleinement les bienfaits.

*Par voie externe :*

Bain calmant : infuser 100 grammes de racines séchées dans 2 litres d'eau bouillante et ajouter à l'eau bien chaude.

Recherches :

La Commission E, l'ESCOP et l'Organisation mondiale de la Santé reconnaissent l'utilité de la Valériane pour traiter l'agitation nerveuse et l'anxiété ainsi que les troubles du sommeil qui en découlent.

Des études récentes ont également constaté l'efficacité de la Valériane pour améliorer le sommeil lorsqu'elle est combinée avec de la mélisse ou du houblon, deux autres plantes aux effets sédatifs.

En parler avec votre praticien.

# VIGNE

**Nom commun :** vigne à raisin, raisin, pépins de raisin, feuilles de vigne, proanthocyanidines, oligo-proanthocyanidines (OPC - extraits de pépins seulement)

**Nom botanique :** *Vitis vinifera.*

**Partie utilisée :** feuilles, pépins.

**Habitat et origine :** vraisemblablement originaire d'Europe méridionale et du Moyen-Orient, la vigne à raisin est soigneusement sélectionnée et cultivée par les humains depuis la nuit des temps. Elle préfère un sol argileux et riche en silice et exige un ensoleillement maximum. De nos jours, on la cultive dans toutes les régions tempérées du globe.

**Indications :**

• efficacité empirique (peu documentée) pour traiter l'insuffisance veineuse et les varices, accélérer la guérison des tuméfactions consécutives à une blessure ou à une chirurgie, atténuer le stress oculaire causé par l'éblouissement, protéger l'organisme contre les effets des radicaux libres (en combinaison avec du chrome chélaté).

• efficacité incertaine pour protéger l'organisme des effets des radicaux libres, traiter les hémorroïdes, la rhinite allergique, prévenir les maladies cardiovasculaires et coronariennes, contrer le vieillissement de la peau.

**Posologie :** On a identifié dans la vigne deux composants qui seraient responsables des principaux effets thérapeutiques rapportés ici : le resvératrol qu'on trouve surtout dans la peau du raisin rouge (le vin en renferme également) et les oligo-proanthocyanidines (OPC) concentrés surtout dans les pépins. L'activité des feuilles de la vigne rouge est attribuée aux divers flavonoïdes qu'elles renferment. On trouve dans le commerce des suppléments composés d'extraits à teneur standardisée en l'un ou l'autre de ces composants.

Les dosages indiqués ci-dessous (sauf celui concernant l'effet antioxydant) sont ceux qui ont été utilisés le plus souvent au cours des principales études cliniques.

Insuffisance veineuse :

de 150 mg à 300 mg par jour d'extrait de pépins de raisin (OPC).

de 360 mg à 720 mg par jour d'extrait de feuilles de vigne.

Varices et tuméfactions :

de 150 mg à 300 mg par jour d'extrait de pépins de raisin (OPC).

Comme antioxydant :

50 mg par jour d'extrait de pépins de raisin (OPC).

Contre l'éblouissement :

de 200 mg à 300 mg par jour d'extrait de pépins de raisin (OPC).

**Historique :**

Au cours des dernières décennies, les chercheurs se sont penchés sur les propriétés des flavonoïdes du raisin, particulièrement celles du resvératrol, surtout concentré dans la peau du fruit, et des oligo-proanthocyanidines (OPC), qu'on trouve principalement dans l'enveloppe du pépin.

La fabrication du vin fournit une très grande source de matières premières à une industrie qui s'est développée relativement récemment : celle de la production de suppléments alimentaires composés d'extraits fabriqués avec les résidus de pressage du raisin.

Les oligo-proanthocyanidines (OPC) ont fait l'objet d'un grand engouement lorsque, au cours de la seconde moitié du XXe siècle, les travaux du professeur Jacques Masquelier (d'abord au Québec, ensuite en France) ont mené à la mise au point et à la commercialisation des extraits d'écorce de pin

## Plantes & Produits en gelules

| | PRINCIPALES INDICATIONS |
|---|---|
| ACEROLA | Riche en vitamine C, et en tanin. Tonique. Fatigue générale. |
| AIL. DESODORISE* Bulbe | Une cure diminue la tension et le cholestérol. C'est un antihypertenseur, un anti-athéromateux (freine l'agrégation des plaquettes sanguines, et peut être utilisé dans la prévention des thromboses) Anti-infectieux du système respiratoire et de l'intestin. Vermifuge. Supprime les problèmes d'extrémités froides. La dose absorbée doit être suffisante. |
| ALFALFA | Reminéralisant : calcium, fer, zinc, phosphore, cuivre, sélénium. Présence d'un oestrogène végétal. Très riche en vit. A. Anémie, ostéoporose, crampes, fatigue, ménopause, mauvaise haleine. |
| ANANAS Tige | Riche en bromélaïne, la tige d'ananas est recommandée en cas de surcharge pondérale localisée. Elle aide à combattre la cellulite. |
| ANGELIQUE | Facilite les digestions difficiles. Chasse les gaz. Favorise l'allaitement. Aérophagie, ballonnements, vomissements, vertiges, migraines alimentaires. |
| ARGILE VERTE | En interne, protège les muqueuses de l'estomac et de l'intestin. Est utilisée contre les ulcères de l'estomac et les colites. Consomme le fer de l'organisme, donc pas de cures prolongées. |
| ARMOISE | Règles douloureuses. Absence de règles par anémie. Troubles nerveux féminins. |

| | PRINCIPALES INDICATIONS |
|---|---|
| ASMATICA | Dilate les bronches et fluidifie les mucosités. Asthme, bronchite, allergies respiratoires. |
| ARTICHAUT Feuilles | Protecteur et draineur du foie. Stimule et régule la sécrétion biliaire S'oppose à la formation du cholestérol. Augmente la sécrétion d'urine, sans modification des teneurs en potassium. Rajeunit les tissus. Insuffisante hépatique, goutte, urée, cholestérol. |
| AUBEPINE | Régulateur du rythme cardiaque, palpitations, stress. Règle des 3 R : régularise, renforce et ralentit les battements cardiaques. Nervosité. Hypertension, insomnies, arythmie. |
| BALLOTTE | Nervosité, anxiété, angoisse. Bourdonnements d'oreilles |
| BAMBOU TABASHIR | Arthrose. Reminéralisant des cartilages. Ostéoporose. Très utilisé dans certaines cliniques allemandes pour la remise en état des cartilages intervertébraux. S'utilise en cures de longue durée, de préférence en " Lune montante ". |
| BARDANE | Infections de la peau. Sudorifique, élimine l'acide urique. Eczéma, goutte, furoncles. |
| BOUILLON BLANC | Calme la toux. Bronchites, trachéites. |
| BOURRACHE fleurs tige et graines (huile) | Fait transpirer. Purifie le sang. Etats fiévreux. L'huile de bourrache est extraite par pression à froid. |
| BOURSE A PASTEUR | Tonique et astringent utérin. Régulateur du flux menstruel. Utilisée en cas de règles trop abondantes. |

| | PRINCIPALES INDICATIONS |
|---|---|
| BRUYERE | Accroît la production d'urine. Empêche l'infection urinaire. Calculs reins, vessie, goutte, cystites. |
| BUSSEROLE | Anti-inflammatoire des voies urinaires. Cystites, colibacillose, problèmes de prostate. |
| CAMOMILLE ROMAINE | Active la digestion, soulage les digestions difficiles. Migraines digestives. Troubles de la ménopause. |
| FUMETERRE | Régule les fonctions hépatiques et la sécrétion biliaire. Propriétés diurétiques (riche en potassium) laxatives et sédatives. La protopine, alcaloïde majoritaire, régularise le rythme cardiaque en renforçant les contractions du cœur. Effet stimulant sur la respiration et effet antiasthmatique. Pas de cure de + de 10 jours. Intervalle au moins égal. |
| GARCINIA CAMBODGIA | Diminution de l'appétit par amélioration du signal de satiété. Limite la synthèse des graisses. Diminue le taux de cholestérol. Cette plante fait partie des remèdes ayuverdiques. |
| GINKGO BILOBA | Protège et renforce la microcirculation cérébrale, et des organes des sens. Ralentit le vieillissement des veines et artères. |
| GINSENG ROUGE | Stimulant vital. Tonique du cœur, du cerveau, de l'appareil reproducteur, ré-équilibrateur nerveux. Fatigues, surmenage intellectuel, convalescence, perte de mémoire, impuissance, stress, |

| | PRINCIPALES INDICATIONS |
|---|---|
| GRINDELIA | Dégage les voies respiratoires. Calme la toux. Asthme, bronchite grave, emphysème. |
| GUI | Dilate les artères. Diminue la tension. Calmant du système nerveux. Renforce et stimule les défenses immunitaires. Certaines publications lui donnent des vertus anti-néoplasiques. |
| GUIMAUVE | Adoucit et calme les irritations et inflammations des muqueuses : bronchite, rhumes, trachéite, gastrite, cystite, constipations, coliques néphrétiques, inflammation des urètres. |
| GYMNEMA SYLVESTRIS | Supprime la sensation de goût sucré si l'on mastique le contenu d'une gélule. En interne, diminue l'absorption du sucre dans l'intestin. Aurait un rôle dans le traitement du diabète. |
| HAMAMELIS | Resserre et tonifie le système veineux.<br>Varices, hémorroïdes, jambes lourdes. Ménopause. |
| HARPAGOPHYTUM | Anti-inflammatoire. Antidouleur. Antirhumatismal. Arthrite, arthrose, douleurs des articulations. Efficace si les doses absorbées sont suffisantes : 10/12 gélules/jour en cas de douleur. |
| HYSOPE | Fait évacuer les mucosités. Soulage l'oppression respiratoire. Asthme, grippe, rhume, pleurésie. |
| ISPAGHUL Graines | Facilité et régularise le transit intestinal, par effet laxatif mécanique avec formation d'un gel colloïdal hydrophile. Utile dans les constipations par insuffisance de péristaltisme Emprisonne les sucres et les corps gras dans l'intestin. Diminue l'hyperglycémie chez le diabétique et le cholestérol. |

| | PRINCIPALES INDICATIONS |
|---|---|
| KONJAC | Constipation, coupe faim, régularise le taux de cholestérol. Certains l'utilisent avec succès pour perdre du poids. |
| LAPACHO | Stimule les défenses immunitaires. Antiviral, antitumoral, antibiotique. Anémie. Nous le proposons aussi en tisane. Effet tonique et revitalisant. |
| LITHOTAME | Reminéralisant. Tonique général. Stimule la formation de l'hémoglobine. Ostéoporose, crampes, anémies, fatigues par carence en magnésium. Protège la paroi de l'estomac. |
| LOTIER CORNICULE | Antispasmodique et calmant de premier plan. Dépression, angoisses, palpitations, émotivité, troubles nerveux. Une plante un peu magique, de l'espèce des " Lotus ". |
| MARC DE RAISIN | Utilisé dans la cellulite. Il agit sur les zones infiltrés par les amas cellulitiques, et réduit les bourrelets. |
| MARRON D'INDE Graines (les marrons) | C'est un tonique veineux qui favorise la circulation de retour. Crampes musculaires nocturnes, varices, hémorroïdes, œdèmes des jambes. |
| MARRUBE BLANC | Fluidifie les sécrétions des bronches, et leur évacuation. Riche en potassium. Asthme, toux, bronchite, trachéite. |
| MELILOT | Fluidifiant du sang, anticoagulant. Suites de phlébites, hémorroïdes. Antispasmodique, sédatif. Bouffées de chaleur, ménopause, mélancolie, angoisse. |
| SAUGE | Diminue la sudation. Tonique. Facilite les règles. Ménopause, règles douloureuses. Sueurs fétides. Nervosité menstruelle. |

| | PRINCIPALES INDICATIONS |
|---|---|
| SAULE | Anti-inflammatoire, antinévralgique. Diminue la fièvre. Calme les ardeurs sexuelles. Douleurs articulaires, musculaires. Rhumatismes. |
| SPIRULINE | Algue microscopique bleue-vert. Très riche en protéines végétales (70 %), à utiliser dans les régimes amaigrissants. Contient du fer, de la vitamine B, du magnésium. La spiruline est une solution efficace pour résoudre le problème de la faim dans le monde. |
| VALERIANE | Amène le sommeil. Rééquilibre le système nerveux. Insomnie, nervosité, stress. Pas de toxicité. |
| VERGERETTE DU CANADA | Active les reins. Anti-inflammatoire. Goutte, rhumatismes, arthrose. |
| VIGNE ROUGE | Tonique des veines et des capillaires. Apporte des vitamines P. Régularise la circulation. Couperose, fragilité capillaire, jambes lourdes, ménopause, ulcères variqueux. |

# Chapitre VII

## LES SOINS PALLIATIFS

C'est au début du XIXe siècle, dans une mansarde lyonnaise d'une pauvreté extrême, que madame Jeanne Garnier découvre sa mission auprès d'une mourante. Elle pansera les plaies, elle accueillera les grands malades, elle les consolera, qu'ils soient isolés ou incurables.

Elle ne le sait pas encore mais elle sera à l'origine du mouvement des Soins Palliatifs. C'est dans cet état d'esprit que Madame Jousset fonde à Paris un hospice en 1874 connu sous le nom de Maison Médicale des Dames du Calvaire puis de Maison Médicale Jeanne Garnier.

Aujourd'hui de nombreuses structures se sont ouvertes en France particulièrement ; mais aussi un peu partout dans le monde.

Certains lecteurs s'étonneront que les hôpitaux ne soient pas encore structurés pour accueillir les soins palliatifs.

Il faut bien préciser que " soins palliatifs " ne veut jamais dire euthanasie.

Je reviendrai plus loin sur cette précision capitale.

Il faut admettre que le corps médical est peu préparé, par

ses études, à gérer la mort, et les conséquences que cette éventualité peut avoir sur toute une famille. Les psychiatres et autres " psy " ne sont présents, bien souvent, qu'après les obsèques. Les études médicales préparent d'une façon optimiste à soigner sur le principe *" la-science-a-étudié-votre-cas-faites-moi-confiance-je-m'occupe-de-tout).* C'est tellement vrai, que lorsque des familles constatent qu'un de leurs proches est en phase terminale, le médecin ne passe plus le voir. Seul le personnel chargé de la toilette se rend auprès du malade.

Les unités de soins palliatifs ne font aucune promesses. Elles s'engagent à accueillir, à soigner, à accompagner les malades sans distinctions de races ou de religions. Elles reconnaissent que le malade est une personne unique, et lui accordent une écoute totale. Le malade peut parler de tout. Il peut parler de son corps, de son âme, ou de l'au-delà.

Le personnel, médecins, infirmières et infirmiers, psychologues, assistantes sociales, art-thérapeutes, et une équipe d'accueil avec un aumônier assurent au malade une meilleure qualité de vie en cette dernière étape de son existence. A l'image de la maison Médicale Jeanne Garnier, certains centres ont fait leurs, les orientations éthiques de l'Eglise Catholique sans hâter le terme de l'existence ni la prolonger par des thérapeutiques devenues inappropriées. L'euthanasie est exclue.

Le pensionnaire aura toujours le sentiment qu'il est le patient le plus privilégié de l'établissement. Si l'aumônier est proposé, il n'est jamais imposé et un simple refus du pensionnaire ou de son entourage fera que la proposition ne sera pas renouvelée.

Certains patients atteints de cancer ou de sida viennent y séjourner dans des périodes critiques de l'évolution de la maladie.

Les familles ne sont pas oubliées. Un lit d'accompagnement est prévu et un espace-famille à chaque niveau comportant salle à manger, kitchenette, salon, salle de jeux, sanitaires et douches est à disposition. Le personnel est très disponible pour répondre aux familles dans les domaines administratifs ou psychologiques.

Un suivi de deuil est prévu pour les habitants de la banlieue parisienne.

Un espace sur les soins palliatifs a été réservé dans ce livre pour aider de nombreux malades ainsi que les familles dans la détresses totale, dés l'instant où l'hôpital annonce que la maladie progresse sans solutions médicales

Pour les familles concernées :

Maison Médicale Jeanne Garnier

106 Avenue Emile Zola – 75015 Paris – Tél. 01 43 92 21 00 - Fax . 01 43 92 21 10.

Société Française d'Accompagnement et de Soins Palliatifs (SFAP) – Tel. 01 45 75 43 86.
Site Internet : www.sfap.org

Société de Réanimation de Langue Française (SRLF)

27 rue du Dessous-des-Berges – 75013 Paris – Tel. 01 45 86 74 00.

*Nous n'accordons une âme aux autres que lorsqu'ils n'ont plus de corps.*

*Malcom de Chazal (1902 – 1981)*

# CONCLUSION

J'ai tenté au cours de ces pages de mettre le lecteur sur la voie de la longue vie heureuse. Il me faudrait encore bien des volumes comme celui-ci pour présenter toutes les voies de recherches et d'applications que j'ai pu étudier. Les prochaines années seront fortes en découvertes pour prolonger la vie, et soulager les maux qui accompagnent chaque lourde année supplémentaire.

La longévité est un vœu que nous formulons tous et dont la recherche hante littéralement l'humanité.

Vivre 100 est dépassé. Notre objectif est maintenant de 120 à 130 ans. La Chine a toujours compté beaucoup de centenaires. Pourquoi donc ?

Les recettes sont simples, et il est aisé de s'en inspirer :

- Obéir à la loi du Yin et du Yang,
- Pratiquer des exercices psychomoteurs (Chi Kong, Taichi,),
- S'alimenter avec retenue,
- Mener une vie régulière,
- Ménager les énergies vitales,
- Vivre en joyeuses compagnies (l'amitié, la sexualité),
- La bonne entente familiale, et la piété filiale sont des éléments susceptibles de procurer aux personnes âgées une vie positive dans leurs vieux jours.

Un autre volet des modes de vie asiatiques met en évidence certaines habitudes psychologiques, philosophiques ou artistiques. Nous vous en dévoilons quelques unes :

- Pratiquer un travail régulier,
- L'exercice physique prolongé,
- L'usage actif du cerveau,
- La beauté de l'environnement,
- La recherche de l'hygiène,
- Avoir un regard d'enfant sur la beauté de l'environnement, les fleurs, un paysage, un visage…
- Pratiquer un Art : musique, peinture, floral, Feng-Shui,
- Respirer calmement même pendant le sommeil.

Voilà des cadeaux que j'offre à tous mes amis pour que nous puissions partager longtemps encore de belles conversations sur la Vie.

<u>Post scriptum :</u>

Rendons à César ce qui lui appartient

Pour écrire ce livre, j'ai consulté l'abondante documentation que je reçois chaque jour. Je pense souvent à archiver pour ne pas me séparer d'informations utiles.

Je remercie les laboratoires dont j'ai reproduit les informations. Je ne leur ai rien demandé. Ni autorisation, ni argent, ni échange d'aucune sorte. Mais je n'ai parlé que de ceux qui me semblaient les plus authentiques et les plus sincères dans leurs démarches respectives. J'en ai oublié probablement beaucoup. Le Réseau Proteus m'a donné l'énergie pour écrire ces pages car je connais bien ce site Internet dont je n'ai pas encore trouvé l'équivalent en France.

Je n'ai jamais voulu attaquer ou combattre une institution officielle ou non.

J'ai, avec passion, souhaité informer, mais jamais, provoquer. Mais je me suis interrogé après avoir lu certaines communications médicales. En tant que consommateur de santé, comme nous tous, je suis à la recherche de ce qui me semble le plus adapté pour mon confort de vie.

Je dois la vie à un médecin qui m'a sauvé lorsque j'avais quelques mois.

Je dois encore la vie d'un de mes proches à un groupe de médecins qui l'ont sauvé contre toute attente. Chaque jour je rends grâce à la mémoire de ces hommes et femmes de l'art médical. Ce serait me faire un procès d'intention que de ne pas croire en ma confiance sans réserve vis-à-vis du monde médical et de ses organes représentatifs.

La compétence médicale de la France est reconnue sur toute la planète. Cependant je souhaite, comme des millions de Français et d'Européens, un peu plus d'écoute, de temps consacré, et quelques traitements phytothérapiques nouveaux et probants. Certains reprochent aux laboratoires de gagner trop d'argent. Pour ma part je souhaite qu'ils en gagnent encore plus pour faire avancer la recherche et créer des emplois

En écrivant ce livre je me suis d'abord placé en tant que consommateur acharné d'informations que je souhaite faire partager.

Merci à Hélène et à Dimitri, à Christelle pour sa patience et sa compétence technique, à Jacques et les autres pour m'avoir soutenu chacun à leur façon.

Que mon éditeur qui m'a conseillé et encouragé par sa confiance, trouve dans ces lignes toute ma reconnaissance pour cette période d'écriture qui n'a pas été qu'un long fleuve tranquille.

# Massage et gymnastique

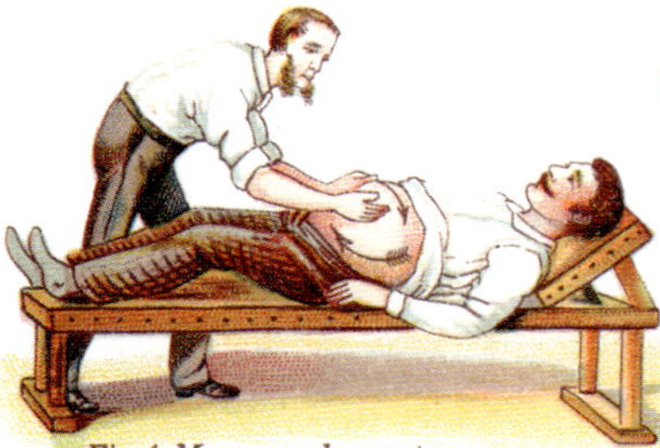

Fig. 1. Massage du ventre.

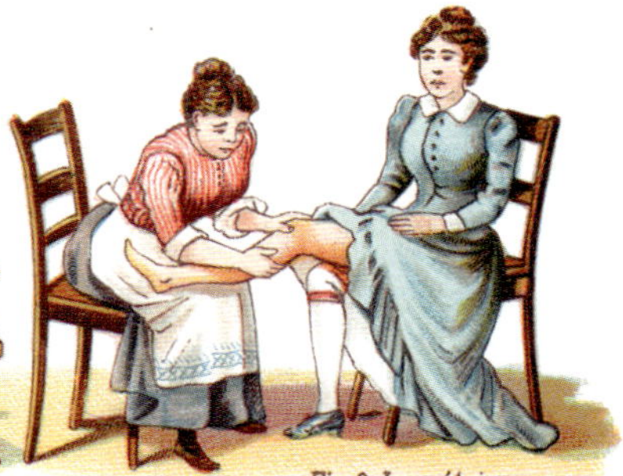

Fig. 2. Le pétrissage de la jambe.

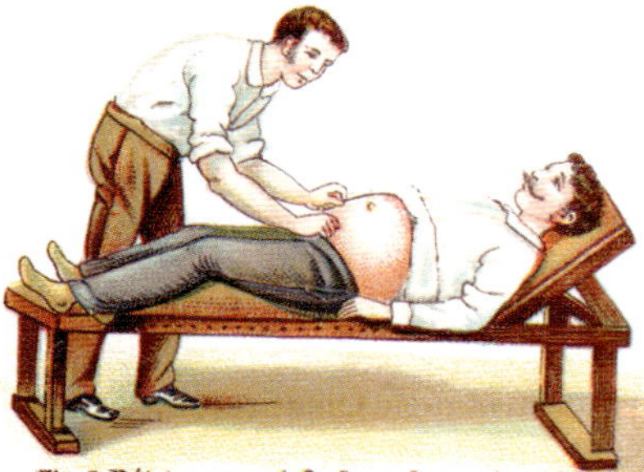

Fig. 3. Pétrissage et foulage du ventre.

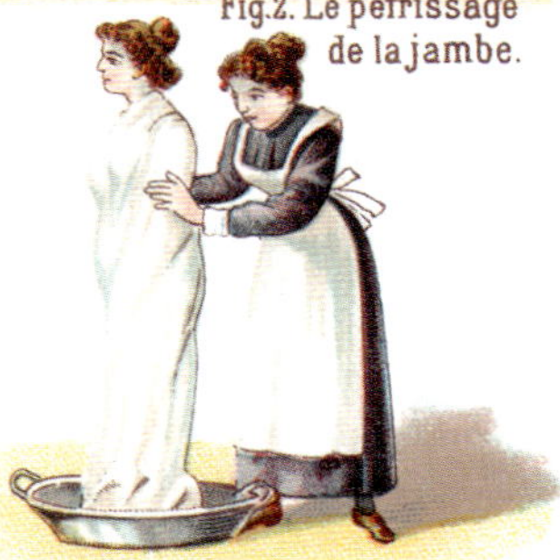

Fig. 4. La friction en manteau.

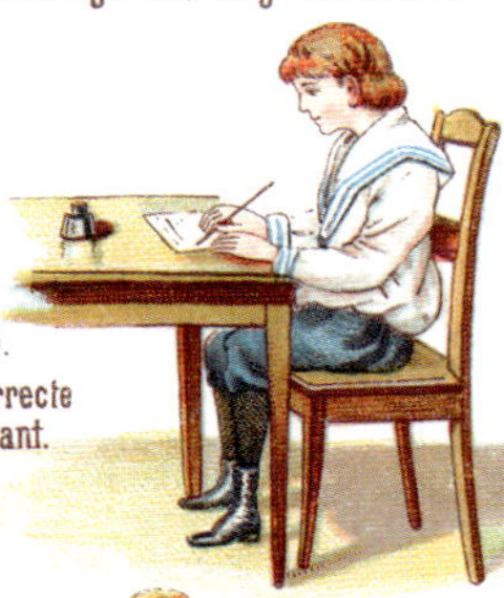

Fig. 5. Tenue correcte en écrivant.

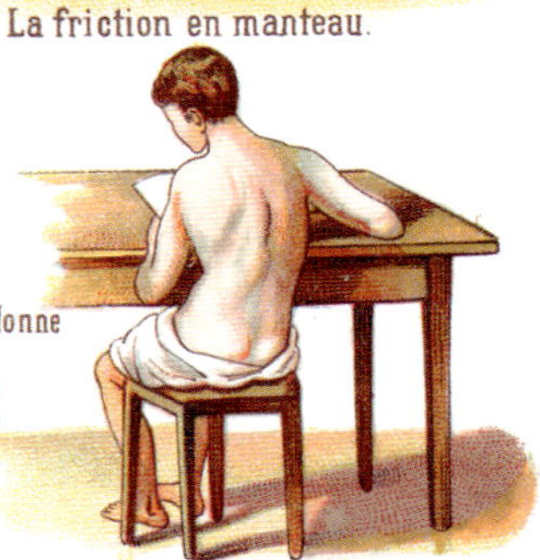

Fig. 6. Flexion de la colonne vertébrale du côté droit chez l'écrivain qui se tient mal.

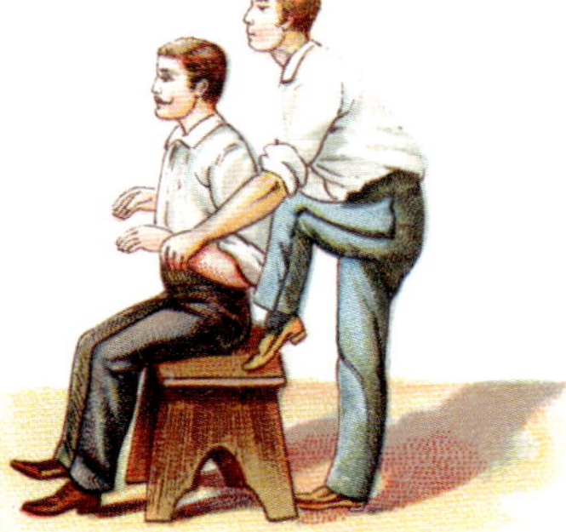

Fig. 7. Gymnastique de la poitrine chez les asthmatiques (bras abaissés.)

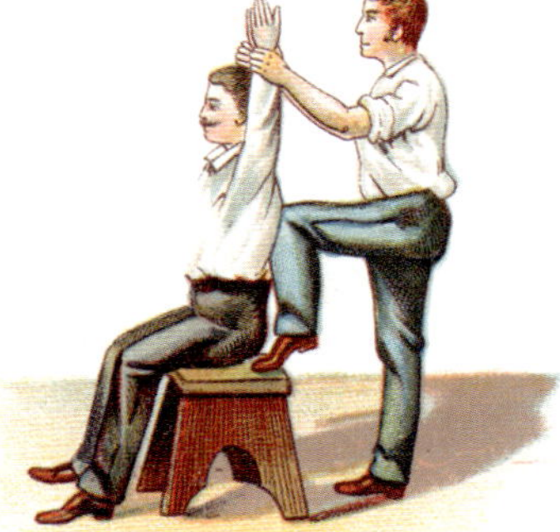

Fig. 8. Gymnastique de la poitrine chez les asthmatiques (bras élevés.)

# Plantes potagères

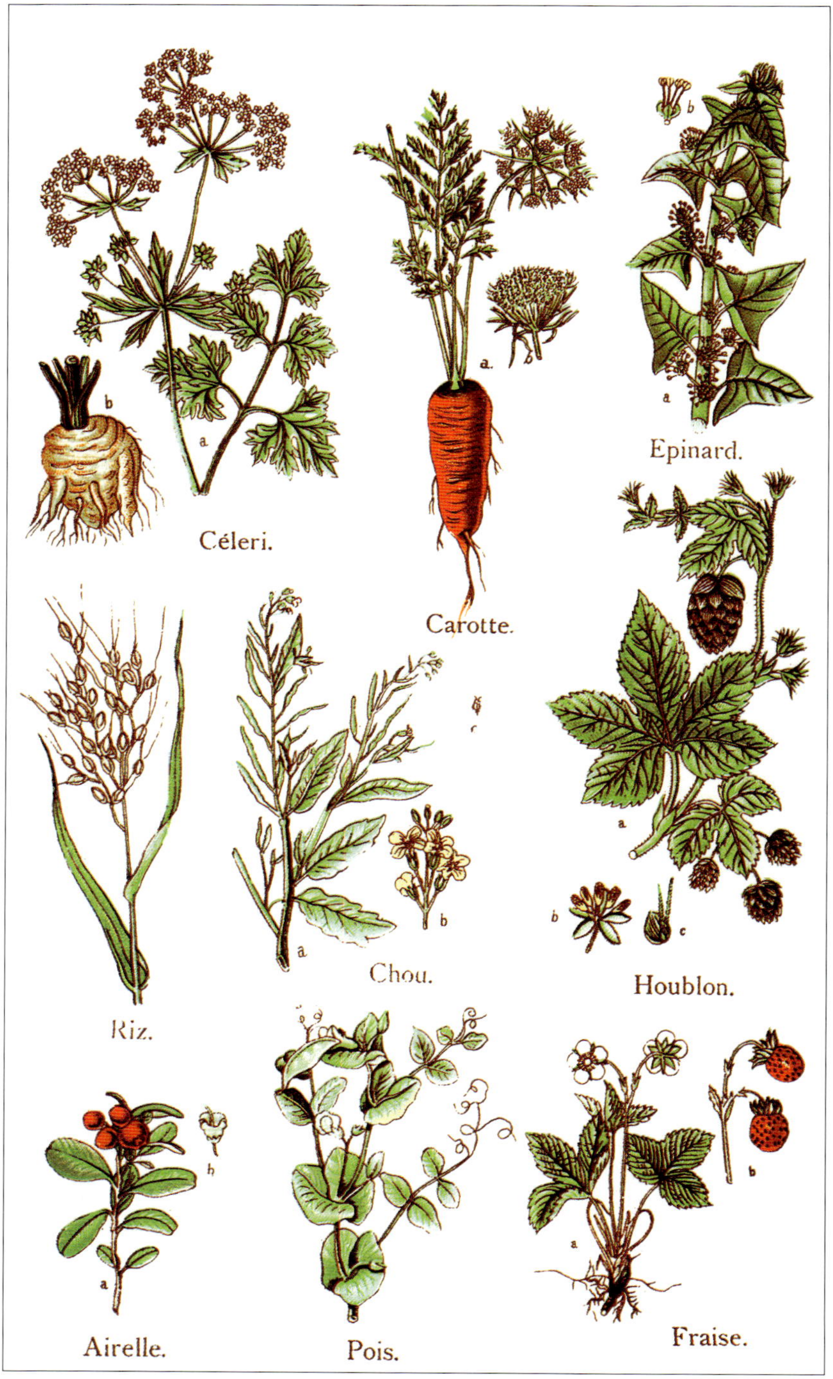

# Plantes potagères

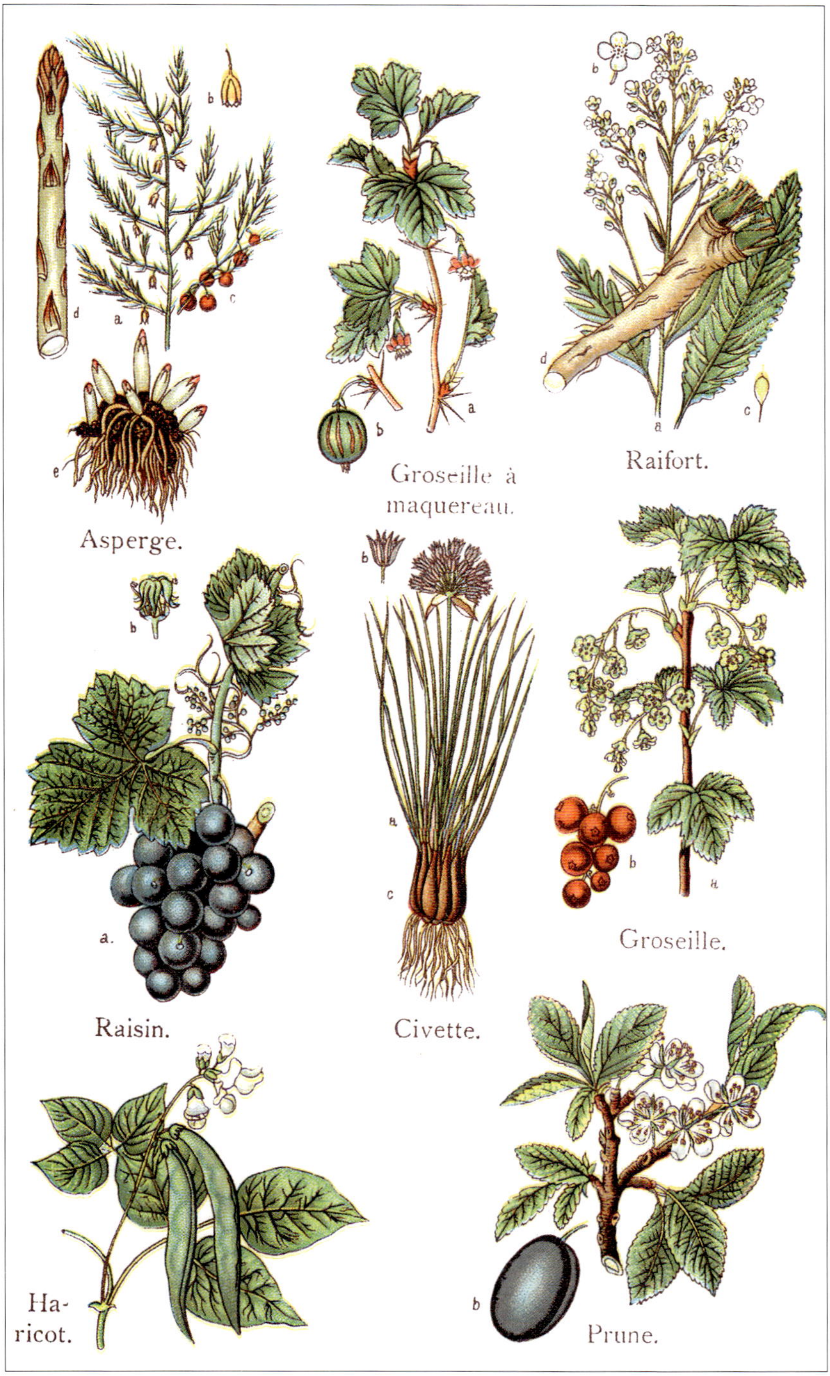

Plantes médicinales

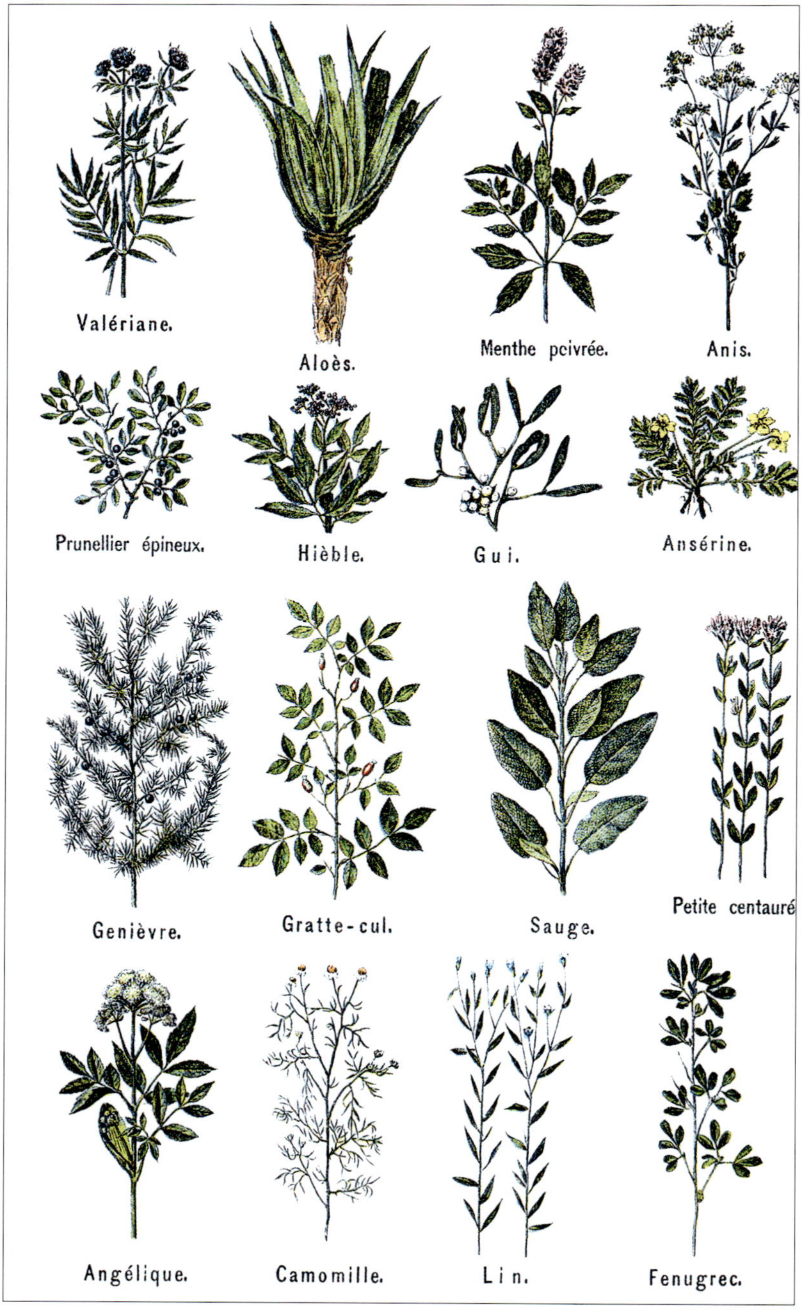

# Plantes médicinales

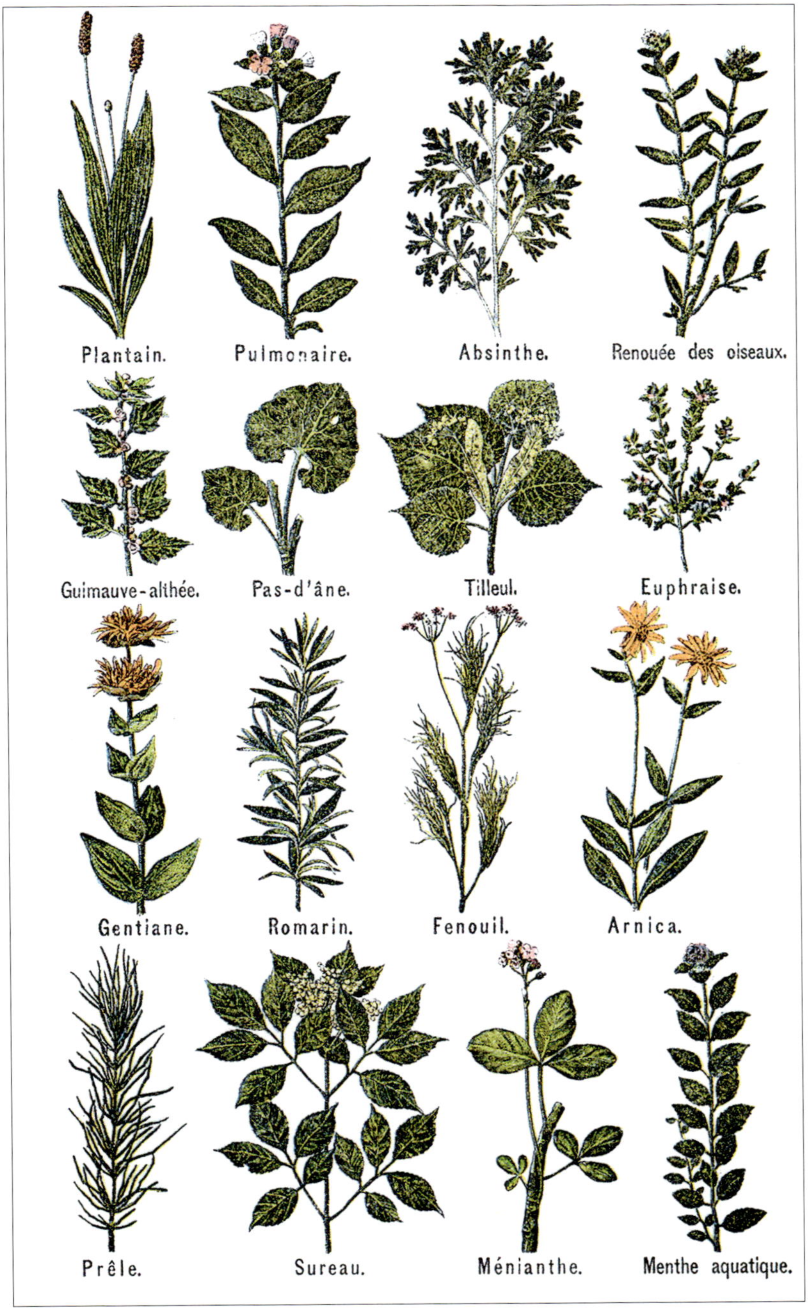

Plantes médicinales et alimentaires

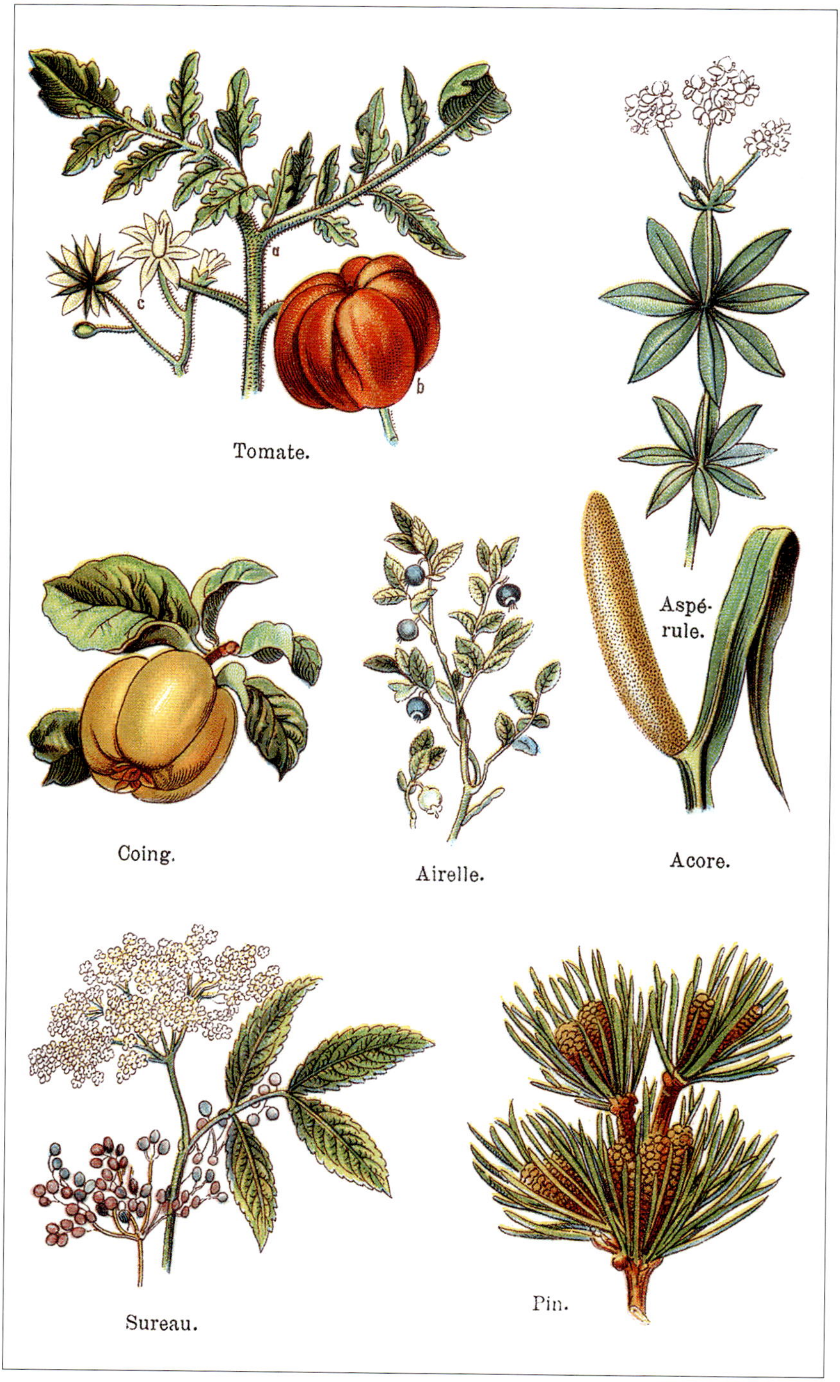

# Plantes médicinales et alimentaires

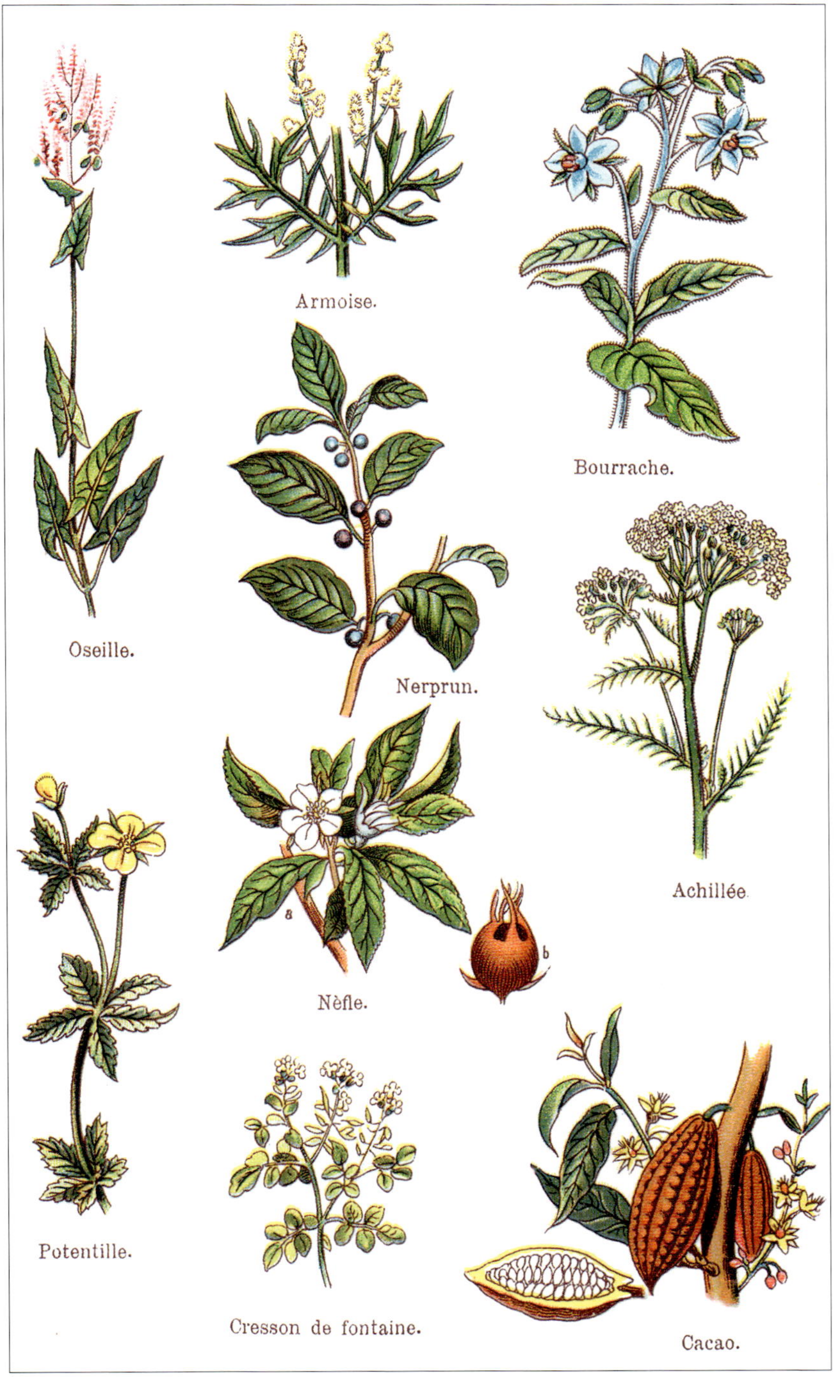

# Plantes médicinales et alimentaires

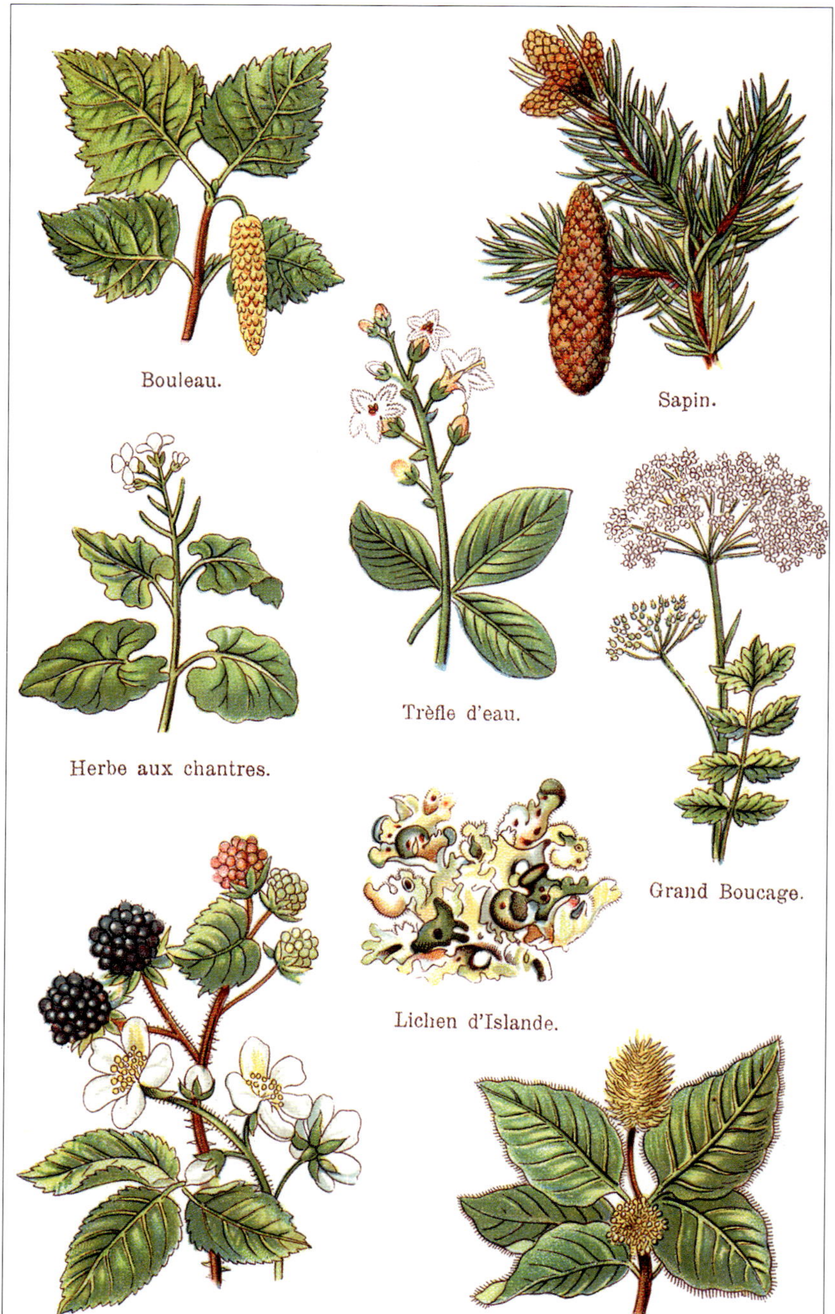

# SOMMAIRE

L'auteur Jean-Claude Secondé anime des cours, conférences et séminaires, sur les thèmes du "mieux-être" et des thérapies énergétiques.
Il organise à Paris et en province des séminaires et conférences-débats en rapport avec la forme, le vieillissement, et les sujets traités dans ce livre.
Ecrire uniquement, ne pas se déplacer : Jean-Claude Secondé, 3 rue d'Artois, 75008 Paris. Tél. : 01 60 20 18 48.
E-Mail : Seconde.jc@wanadoo.fr

Achevé d'imprimer par l'Imprimerie Moderne de Bayeux
ZI, 7, rue de la Résistance, 14400 BAYEUX
Dépôt légal : n° 13526 - Février 2004